Mit Susi ans Ziel!

Ich heiße Susanne Geis und meine Berufung ist es, Frauen zu ihrer Wunschfigur zu verhelfen. Als erfolgreiche Master Personal Trainerin betreue ich unzählige Frauen zwischen 20 und 50 Jahren bei mir vor Ort oder online. Einige sogar über den ganzen Globus.

Neben meiner beruflichen Karriere als Master PT gewann ich zudem drei Jahre in Folge einen Deutschen Meistertitel, wurde Profi-Athletin und krönte dies mit dem Vizeweltmeistertitel.

Mich macht es einfach stolz meine Frauen strahlen zu sehen! Ich bin ein großer Fan von ambitionierten Zielen und einfacher Umsetzung. Nichts motiviert Menschen mehr.

Bei Frauen sind es dabei immer die gleichen Körperregionen, die verbessert werden sollen: Bauch, Beine, Po und Arme. Damit auch Du von meiner Erfolgsgeschichte profitieren kannst, habe ich Dir alle wichtigen Übungen und Erläuterungen in einem illustrierten Buch zusammengestellt.

So hast Du Dein ultimatives Workout immer zur Hand und das Beste daran ist: Du kannst es Dir ganz easy gestalten wie Du es gerade benötigst.

Worauf wartest Du noch? Lass uns loslegen!

Hier geht´s zu meinen Personal Trainings, Ernährungsberatungen und Online Coachings:

www.mit-susi-ans-ziel.de

info@mit-susi-ans-ziel.de

0176 / 53 42 54 07

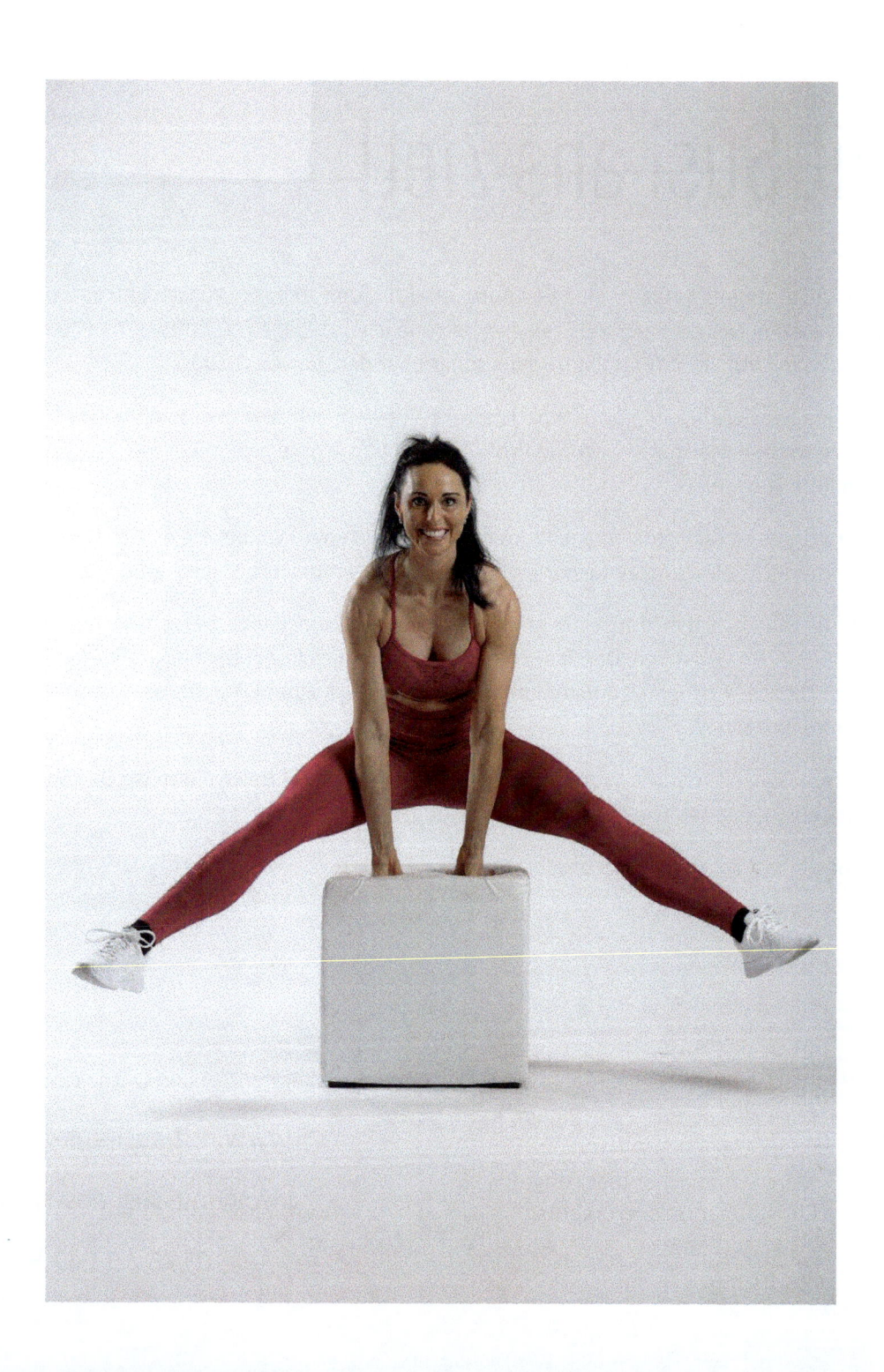

Haftungsausschluss

1. Die sportliche Betätigung nach Anleitung des Buchs erfolgt auf eigene Gefahr und eigenes Risiko.

2. Sie verzichten hiermit ausdrücklich auf sämtliche Ansprüche – gleich welcher Art – aus Schadensfällen, Verletzungen oder Folgeschädigungen bei der Durchführung der Übungen.

3. Auch für Sachschäden bei Durchführung der Übungen ist die Haftung ausgeschlossen.

4. Sie versichern sich, sportgesund zu sein. Sie haben sich bei einem Arzt ihres Gesundheitszustandes versichert. Haben sie darauf verzichtet, so tun sie dies auf eigene Verantwortung.

5. Für gesundheitliche Risiken, auch solche, die der Autorin nicht bekannt sind, übernimmt die Autorin [Susanne Geis] oder ihr Vertreter / ihre Vertreterin im Falle eines Unfalls oder Schadens keine Haftung.

6. Jede Erkrankung und auch plötzliche Befindlichkeitsänderungen wie Übelkeit, Schwindel, Schmerz, Herzrasen oder Ähnlichem melden sie unverzüglich ihrem Arzt und werden gegebenenfalls das Training abbrechen.

7. Sie sind gegen Unfälle und Verletzungen, die im Rahmen des Workouts auftreten können, versichert. Gleiches gilt für den direkten Weg von und zum Trainingsort. Ist dies nicht der Fall, geschieht dies auf ihre Verantwortung.

Fotos:

Michael Schober: Titel, Einband, S.2, S. 102 — @michaelschoberphotography
Ronja Möchel: S. 97-100 — @ronjamoechelphotography
Marc Schumacher (backstage): S.95 — www.marcschumacher.com
Christopher Geis: Workouts — www.coachchris.fitness

Bibliografische Informationen der Deutschen Nationalbibliothek:
Die Deutsche Nationalbibliothek verzeichnet diese Publikation in der Deutschen
Nationalbibliografie, detaillierte bibliografische Daten sind im Internet über
http://dnb.dnb.de abrufbar

© 2019, Susanne Geis
Herstellung und Verlag
BoD – Books on Demand, Norderstedt

ISBN: 978-3 7494-7176-8

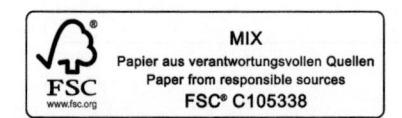

Inhaltsverzeichnis

Einleitung — S. 7

Grundlagen — S. 8

Deine Workouts — S.10

Workout und Rest – Day — S. 11

Schwierigkeitsgrade — S. 12

Festgefahren — S. 12

Sicherheit vs. Abwechslung — S. 13

Dein Warm – Up — S. 14

Home Workout — S. 23

Wie Du Dich zuhause steigerst — S. 25

Bauch @ Home — S. 26

Beine @ Home — S. 34

Po @ Home — S. 42

Arme @ Home — S. 50

Gym Workout — S. 58

Deine Rep-Range — S. 60

Gym Warm Up	S. 61
Bauch @ Gym	S. 62
Beine @ Gym	S. 70
Po @ Gym	S. 78
Arme @ Gym	S. 86

Motivation — S. 94

Post Workout – Protein — S. 96

Eiweiß Fluff	S. 97
Frech Smoothie	S. 98
Peanut Butter Quark	S. 99
Berry Milkshake	S. 100

Biografie — S. 101

Susi online	S. 101
Social Media	S. 102

Einleitung

Deine Figur wird vor allem durch effektive Übungen geformt. Daher habe ich Dir für jede Deiner vier möglichen Problemzonen jeweils ein großartiges Repertoire ausgewählt.

Trainierst Du in einem Fitnessstudio, dann habe ich Dir **Gym-Exercises** erstellt.

Trainierst Du jedoch zuhause, so warten wirklich tolle **Home-Exercises** auf Dich.

Alle Übungen, die ich Dir in diesem Buch zeige, führe ich mit meinen Klientinnen mit dem gleichen Spaß und umwerfenden Ergebnissen durch.

Jeweils 8 Übungen für jede der Zonen an jedem Trainingsort sorgen dafür, dass Dir nicht langweilig wird. Ich garantiere Dir, dass Du heiß auf Neues bleibst! Das motiviert Dich auf lange Sicht und lässt Dich an Deinen Zielen dranbleiben!

Grundlagen

Deine Figur ist Dir wichtig, Deine Gesundheit ist mir wichtig. Es gibt einige Grundregeln, die es bei sportlicher Betätigung zu beachten gibt. Diese gelten für Neueinsteiger, Hobbysportler und Profis – und das in jeder Sportart:

1. Atme, wenn möglich in der Phase der Anstrengung aus, während Du in der Phase der Entspannung Luft holst. Ein Beispiel: Du führst eine Kniebeuge durch. Auf dem Weg nach unten, atmest Du ein. Drückst Du Dich nun von unten nach oben ab versuchst Du über den Zeitraum der Bewegung auszuatmen.

   (Mein Tipp: Wenn Du anfangs besonders darauf achtest, läuft Deine Atmung bald wie automatisiert während jeder Übung korrekt ab. Das schaffst Du ganz schnell!)

2. Sind Arm- und Kniegelenke in eine Übung involviert, versuche sie immer unter Spannung zu halten. Vermeide das Durchstrecken dieser Gelenke, vor allem tue dies nicht explosiv unter Last. Bewegungen wie Kicks oder Boxen sind daher ausgenommen.

3. Verändere regelmäßig Deinen Trainingsablauf. Ich hätte auch nur die 3 besten Übungen gegen jede Problemzone in diesem Buch aufschreiben können. Das Problem: Der Körper adaptiert regelmäßig bei immer gleichen Belastungen. Daher tausche regelmäßig Übungen aus. Wie das geht, erfährst Du in diesem Guide.

4. Trink viel Wasser (und ungesüßte Tees): Deine Muskulatur benötigt Flüssigkeit zur Erholung. Das fördert den Aufbau und die Straffung unter der Haut, was sich positiv auf Deine sichtbaren Makel auswirken kann.

5. Zur Unterstützung der Regeneration braucht der Körper genügend Antioxidantien – darum reichlich Obst und Gemüse essen. Das kommt gleich auch Deiner Figur und Gesundheit zu Gute.

6. Trainiere niemals krank, sondern kuriere Dich immer ganz aus. Ein verschleppter Infekt kann im Extremfall das Herz angreifen. Richtwert: Beginne eine Woche nach Symptomfreiheit wieder locker mit halbem Pensum

7. War das Training doch einmal intensiver, unterstützen Saunagänge oder Massagen die Regeneration in Form aktiver Entspannung.

8. Für die optimale Regeneration benötigt der Körper viel Schlaf, weil über Nacht die großen Reparatur- und Aufbauprozesse laufen.

9. Solltest Du aus Versehen zu schweren Gewichten greifen musst Du darauf achten, keine schweren und dicken Muskeln zu bekommen. Und das meine ich absolut **NICHT** so, wie ich es sage.
Liebe Frauen, wir bekommen niemals große Muskelberge. Dafür sind wir hormonell nicht gebaut. Glaubt es mir. Ich habe es mitunter versucht. Hab also keine Angst: Schaffst Du mehr Last, tu es bitte! Das macht Dich langfristig sogar extra schlank!

10. Hab unbedingt immer Spaß!

    (Mein Tipp: Die richtige Musik kann helfen.)

Deine Workouts:

Um Deine Problemzonen zu beseitigen empfehle ich Dir zwei Mal wöchentlich ein effektives Workout. Wie Dein Workout-Plan im Einzelnen aussieht, darfst Du selbst bestimmen. Nur so erreichst Du mit Spaß und Freude Dein Ziel. Workout – Pläne sind äußerst individuell, daher mag ich Dich nicht einschränken oder überfordern.

Zuerst bestimmst Du die Priorität Deiner Problemzonen. Wir brechen aus der üblichen Trainingsplanung aus, welche Dir empfehlen würde, je 2 Übungen für jede Problemzone durchzuführen. Jede Frau ist verschieden: Das sieht man an Deinem Körper und Deiner Veranlagung. Du bist einzigartig!

Wir machen es wie die Profis: Dort werden funktionale Schwachstellen extra bearbeitet, während man die körperlichen Stärken hintenanstellen kann. Dieses Prinzip übertrug ich auf meinen eigenen Körper: Auch ich trainierte meine dominanten Körperpartien seltener und investierte diese Zeit in die Ausprägung wichtiger Details. Anstatt also allen Partien die gleiche Aufmerksamkeit zu schenken und Potenzial zu verschwenden, wählst Du aus:

- Welche Problemzone ist Deiner Meinung nach die schwächste? Wo magst Du die größte Veränderung erzielen? Hier wählst Du 3 Übungen
- Welche Region ist hingegen richtig stark, worauf sprechen Dich alle Männer an und bewundern Dich Deine Freundinnen? Hier wählst Du 1 Übung

Und so einfach geht's:

Klassisches Workout Anzahl der Übungen	Problemzonen	Mit Susi ans Ziel! Anzahl der Übungen
2	Zone A	3 (schwach)
2	Zone B	2
2	Zone C	2
2	Zone D	1 (stark)

Du fokussierst Dich auf 3 Übungen der Körperregion, in der Du das größte Verbesserungspotenzial siehst, z.B. die Beine. Dein Po hingegen ist genauso, wie er sein soll und Du findest in perfekt? Damit reicht 1 Übung für den Po. Für die beiden anderen Zonen (Hier: Bauch und Arme) belässt Du es bei jeweils 2 Übungen.

> Das Tolle daran ist: Hast Du mit Deinem Training Erfolg kannst Du jederzeit Deinen Fokus verschieben. Hast Du eine schwache Region zur Stärke gemacht, kannst Du Dich sofort auf eine andere Region konzentrieren und dort 3 Übungen absolvieren. Der Weg zum perfekten Körper ist nur eine Frage der Zeit! Du bist absolut flexibel und eigenständig.

Aus den einzelnen Kapiteln wählst Du Deine Lieblingsübungen in passender Anzahl nun aus. Probiere sie zuvor ruhig alle einmal aus. Jede ausgewählte Übung absolvierst Du in Deinem Workout später drei Mal.

Somit stehen Dir 8 Übungen à 3 Sets (ein Set ist ein Durchgang einer Übung) in jedem Workout zur Verfügung.

Da Deine primäre Problemzone Dir am wichtigsten ist, beginnst Du Dein Workout auch mit Deinen 3 ausgewählten Übungen dafür. Danach folgen die anderen Übungen. Die einzelne, letzte Übung stellt Deine Stärke dar und landet daher zum Schluss des Workouts.

Workout und Rest - Day

Für Dein Figurziel ist es wichtig, dass Du Dich nicht übernimmst. Dein Körper kann Deine Trainingsreize erst dann umwandeln, wenn er Zeit für die dazu nötige Erholung erhält. Wenn Du zwei Tage die Woche ein Workout absolvierst ist es also sinnvoll, 2 Tage Pause (Restday) zwischen beiden Einheiten zu legen.

Solltest Du motiviert sein und willst gar 3 Workouts absolvieren, so schiebe wenigstens einen Tag Pause dazwischen ein. Auch dies ist mit diesem Guide absolut möglich!

Schwierigkeitsgrade

Nicht jede Übung ist mit der anderen zu vergleichen. Daher habe ich Dir in diesem Guide alle meine selbst gewählten Übungen durch drei verschiedene Schwierigkeitsgrade für Dich erkenntlich gemacht:

- Leicht
- Mittel
- Fortgeschritten

Gerade für Anfänger eignen sich die leichten, grün markierten Übungen sehr. Dein langfristiges Ziel darf jedoch sein, möglichst wenig der grünen Übungen zu absolvieren und stattdessen mehr gelbe und rote. Gerade Rote und fortgeschrittene Übungen mögen anfangs schwer zu erlernen sein, daher übereile es nicht. Natürlich sind fortgeschrittene Übungen aber auch effektiver für Dein Figurziel. Es lohnt sich also, dranzubleiben!

Festgefahren

Auch gibt es immer wieder Lieblingsübungen, die immer und immer wieder trainiert werden. Dagegen ist grundsätzlich nichts einzuwenden, denn es gibt wirklich effektive Basics! Jedoch kann sich so schnell Eintönigkeit einschleichen. Daher solltest Du nach 8 Wochen jede Übung für mindestens 2 Wochen durch eine alternative Übung austauschen. So bleibt Dein Körper immer neuen Reizen ausgesetzt. Bleiben neue Reize aus, kann Dein Fortschritt stagnieren. Deine Figur steht regelrecht auf neue Impulse!

Sicherheit vs. Abwechslung

Jede Woche 2 Workouts durchzuführen bedeutet für Dich auch, dass Du Dir 2 verschiedene Workout Tage pro Woche erstellen kannst. Dies ist aber kein Muss.

Option 1: Abwechslung

Absolvierst Du an jedem Deiner 2 Workout-Tage 8 verschiedene Übungen (16 Übungen pro Woche) hast Du definitiv mehr Abwechslung,

Option 2: Sicherheit

Die gleichen 8 Übungen an jedem Workout-Tag können Deine Ausführungen (Übung macht den Meister) aber auch sicher machen, da Du jede Übung doppelt so häufig ausführst.

Was also tun?

Die Wahl überlasse ich Dir. Probiere doch einfach aus, womit Du Dich wohler fühlst. Hier gibt es kein Richtig und kein Falsch!

Dein Warm-Up

Bevor Du jedoch ins Schwitzen kommst, ist eine Erwärmung Deines Körpers sinnvoll. Sie schmiert Deine Gelenke und macht Dich geschmeidig. Zudem fährt Dein Herz-Kreislaufsystem langsam hoch und wird auf sportliche Belastungen vorbereitet. Die Muskulatur wird durchblutet und dann kann es auch schon losgehen. Und so funktionierts:

Führe jede Bewegung für 20-30 Sekunden aus. Den Rest der angefangenen Minute pausierst Du. Wähle jeweils die beiden entsprechenden Übungen für die Problemzone im Wechsel und absolviere sie je 1x.

Warm Up Bauch

Aktive Bauchspannung

Wähle einen stabilen Stand mit vollständig gestrecktem Körper. Ziehe nun Deine Bauchmuskeln zusammen und aktiviere somit Deinen Rumpf.

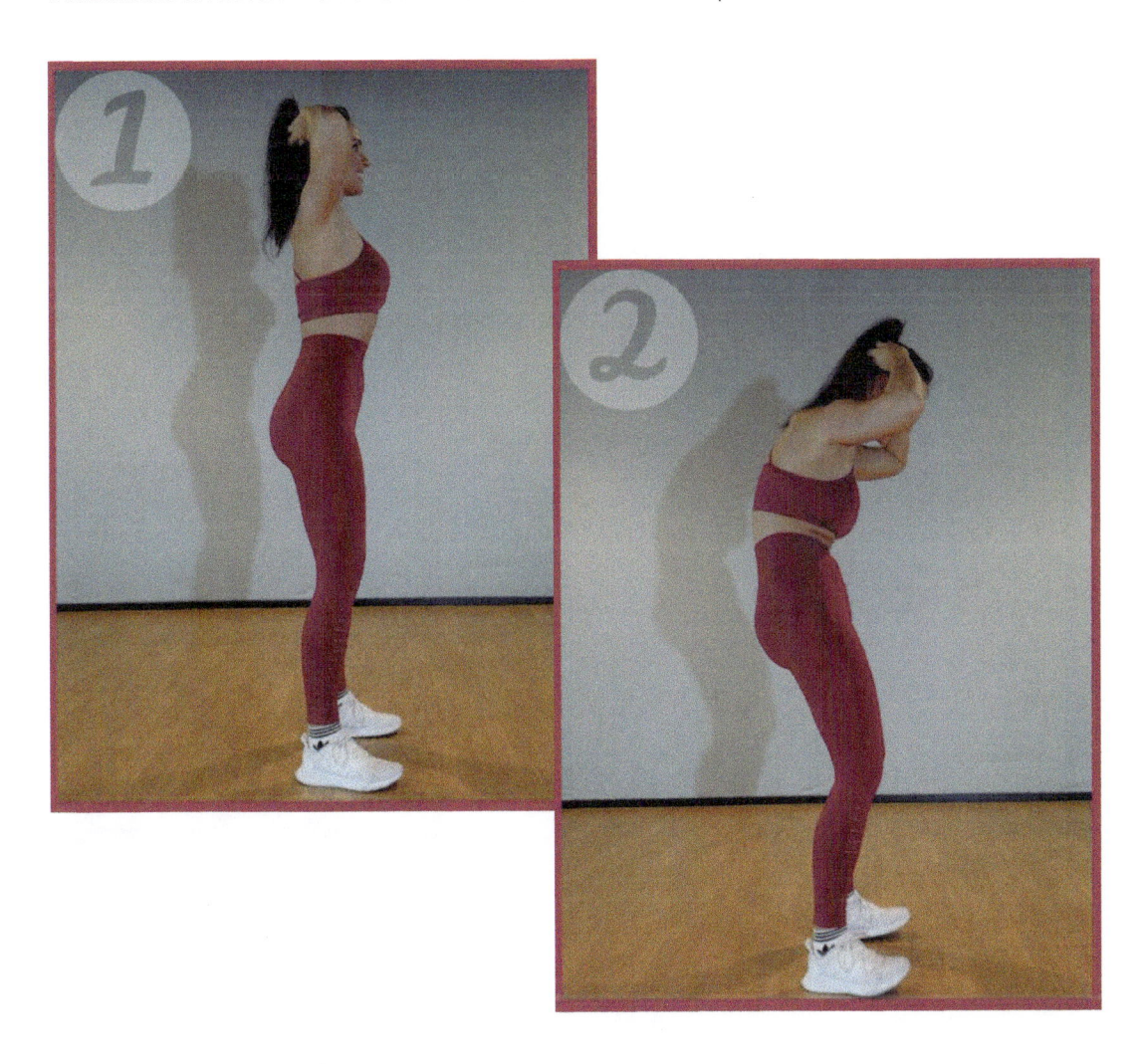

Rumpfdrehung

Wähle einen stabilen Stand mit vollständig gestrecktem Körper. Drehe Deinen Rumpf von Seite zu Seite, Deine Hüfte bleibt dabei stabil.

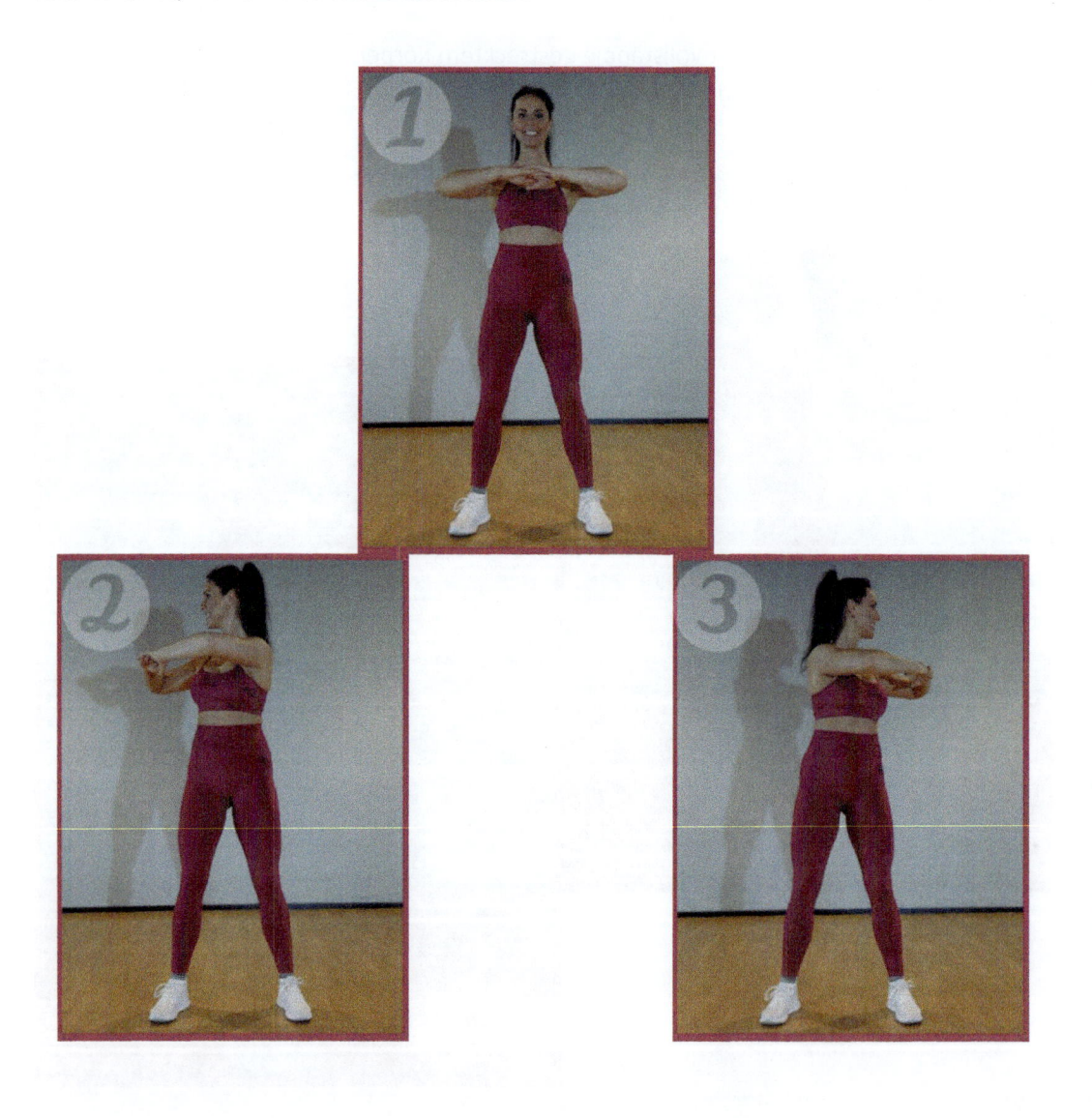

Warm Up Beine

Cross Kick

Wähle einen breiten Stand und strecke Deine Arme diagonal. Führe nun ein Knie explosiv zum gegenüberliegenden Ellbogen, den Du gleichzeitig nach unten führst. Dann wechselst Du sofort die Seite.

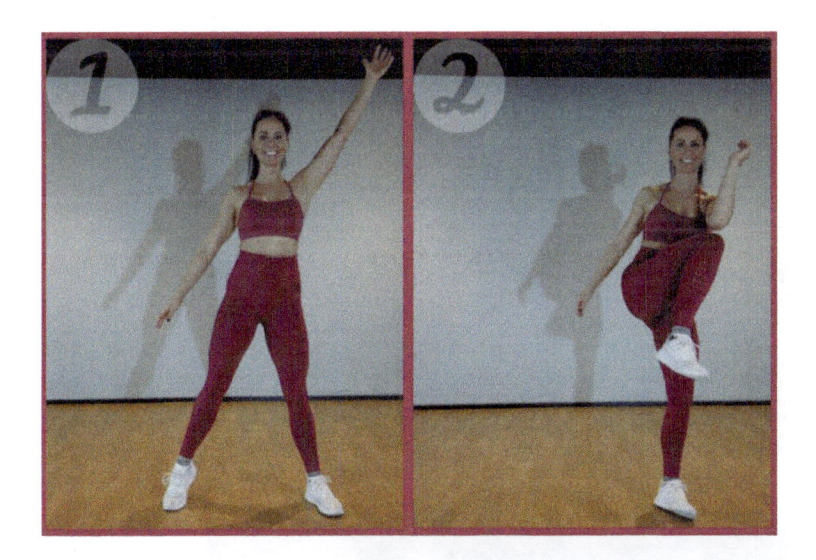

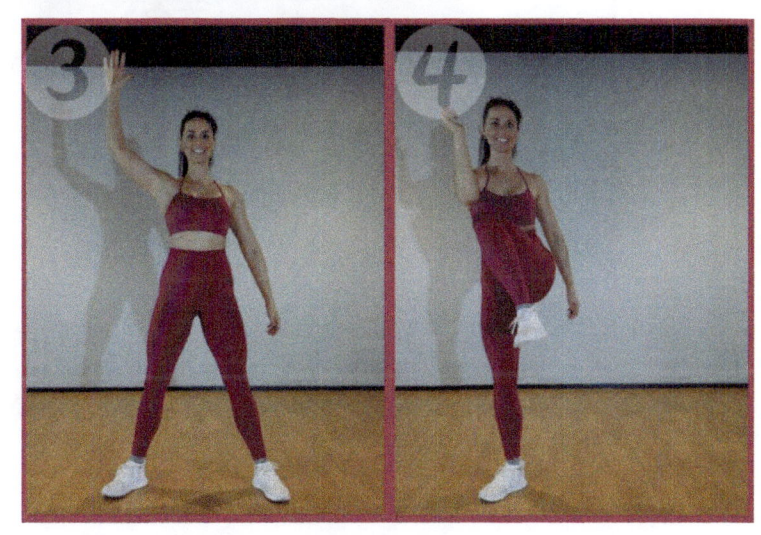

Rad fahren

Du liegst auf dem Rücken mit angehobenen Beinen. Trete nun mit den Beinen abwechselnd in die Pedale, als ob Du auf einem Fahrrad sitzen würdest.

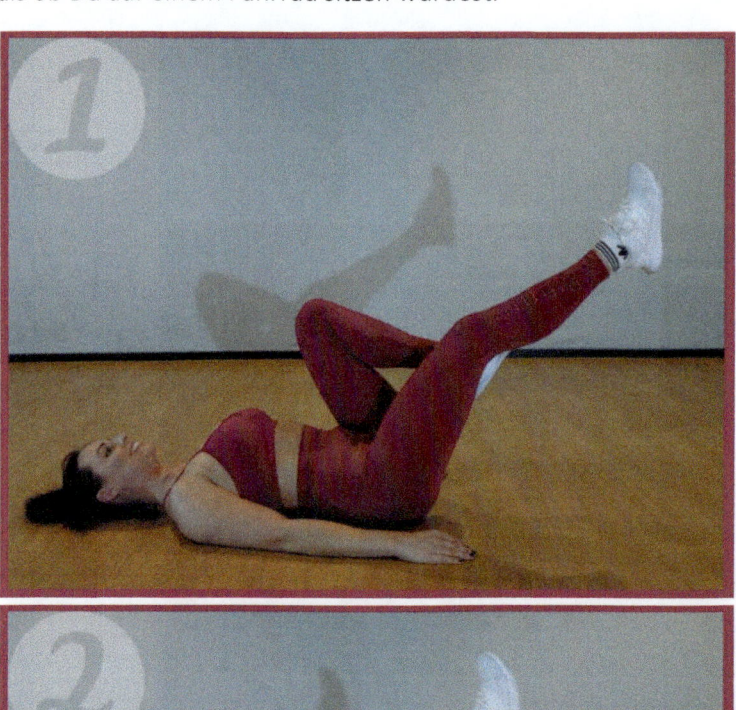

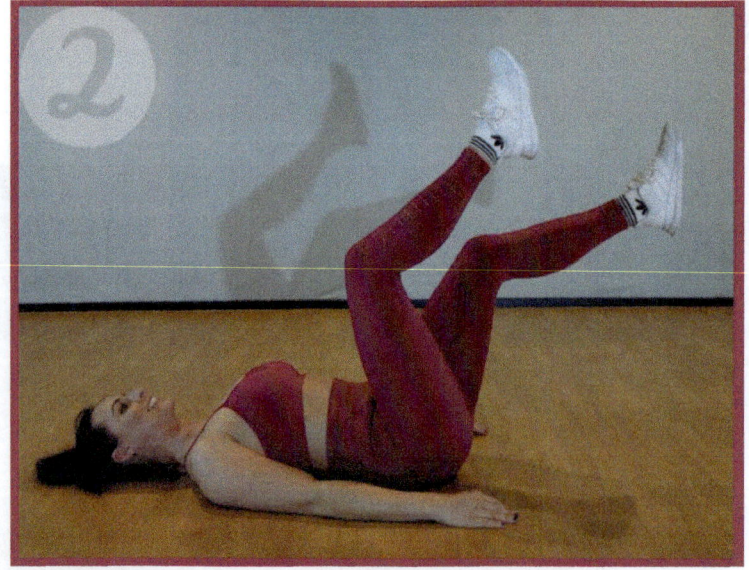

Warm Up Po

Beinstrecken

Wähle eine stabile Hocke und greife die Fußspitzen mit Deinen Fingern. Nun streckst Du Deinen Po nach oben, während Deine Finger weiterhin Deine Fußspitzen greifen. Du streckst die Beine soweit durch, wie es Dir möglich ist, ohne die Füße loszulassen. Anschließend kehrst Du in die Hocke zurück.

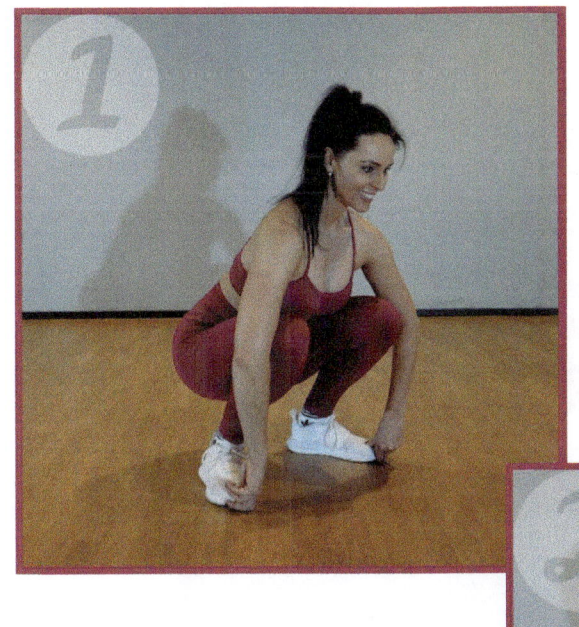

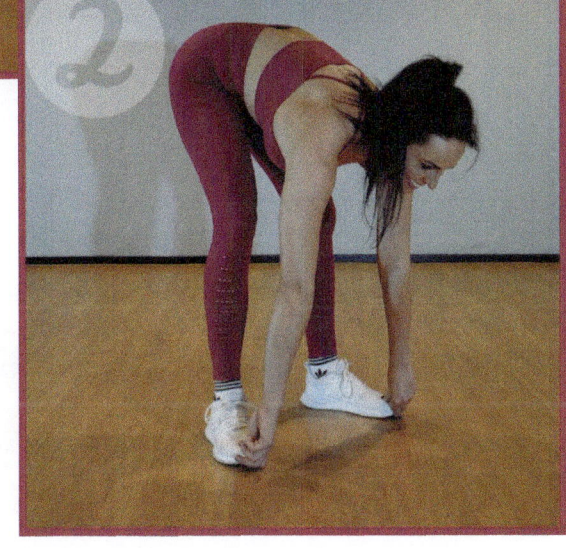

Seitschritt

Deine Hände greifen vor dem Körper zusammen. Du gehst aus einem sehr breiten Stand in eine weite Hocke auf dem Standbein einer Seite. Von dort wechselst Du kontrolliert auf die gegenüberliegende Seite.

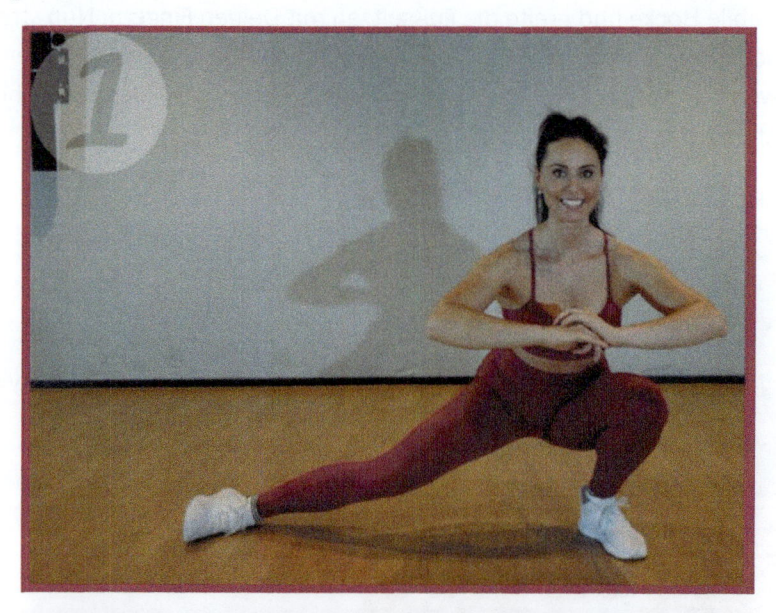

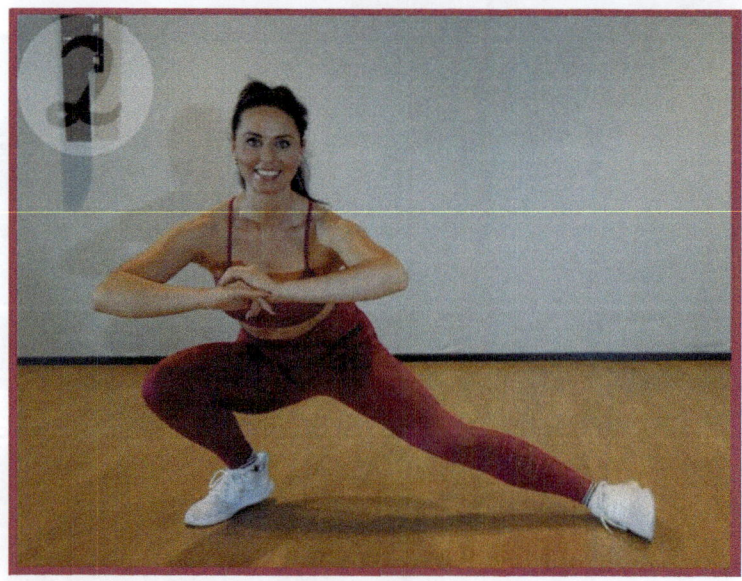

Warm Up Arme

Schulterkreisen

Kreise Deine gestreckten Arme in allen 3 Schulterebenen langsam und kontrolliert umher:

- Nach vorne & hinten
- Nach oben & unten
- Vom Körper weg & heran

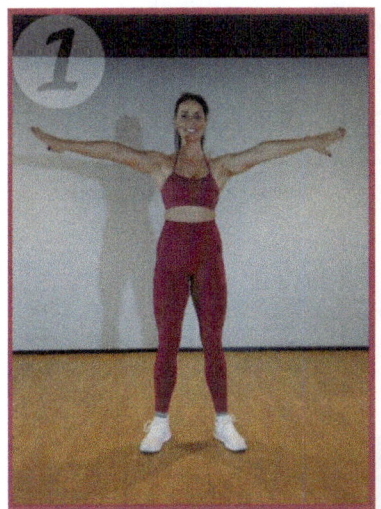

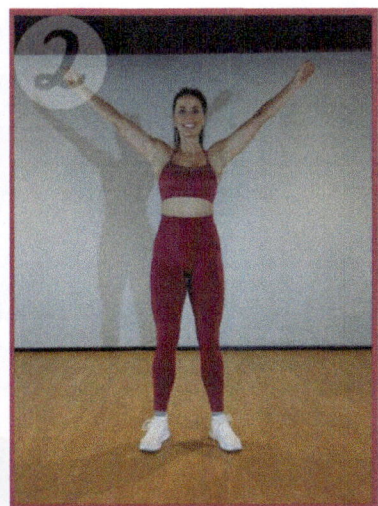

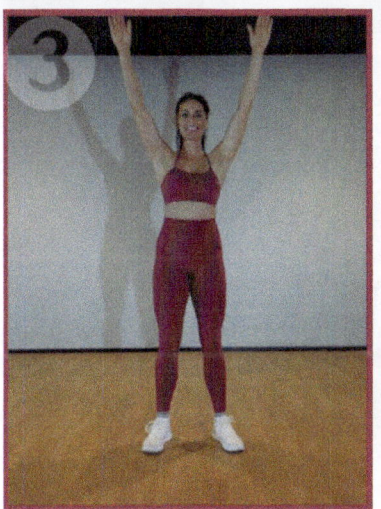

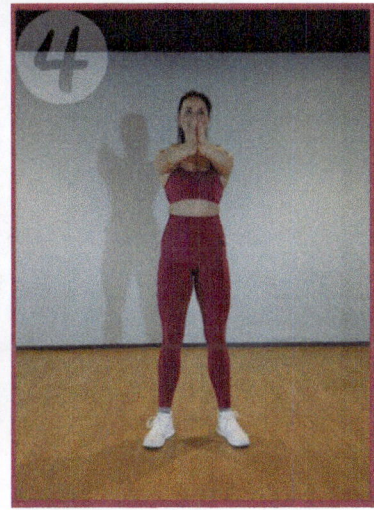

Über Kopf kreisen

Kreise Deine Hand mit der Handfläche nach oben um Deine Seite und über den Kopf.

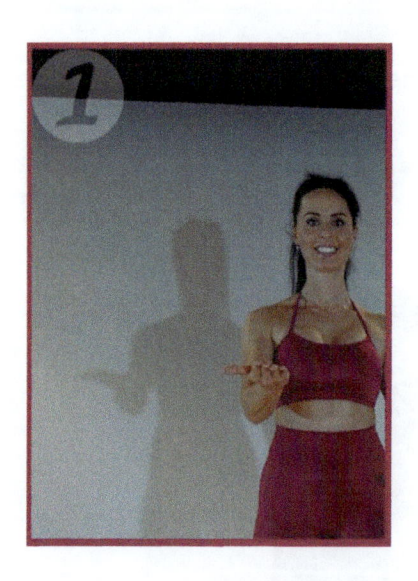

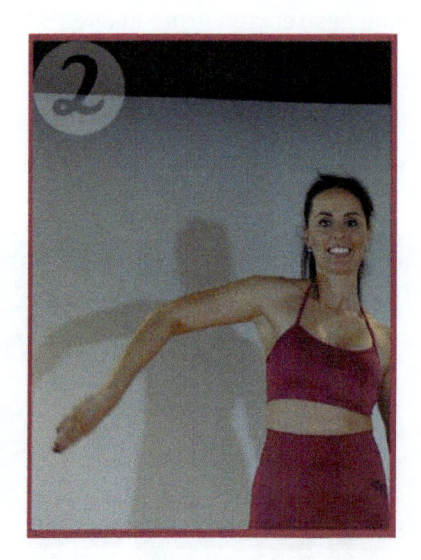

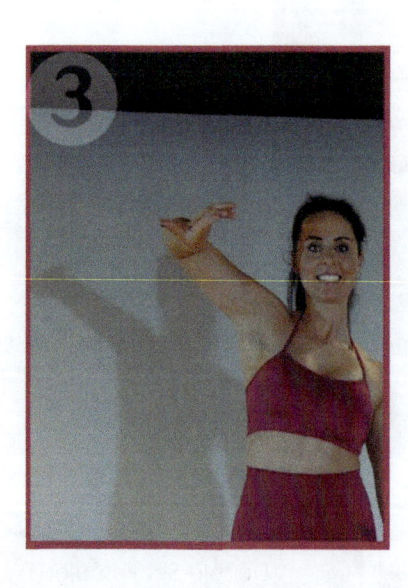

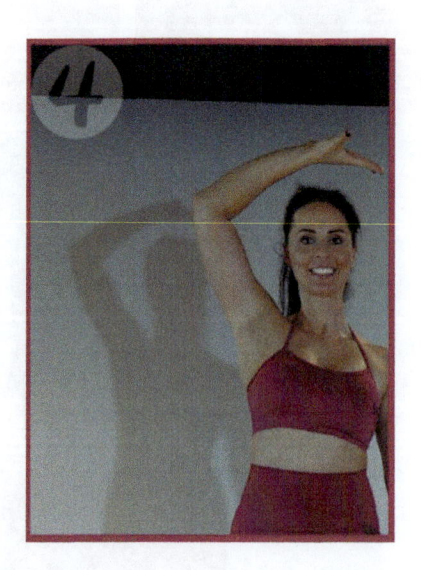

Home Workout

Viele meiner Klientinnen besuche ich zu einer Sporteinheit zuhause. Dort zu trainieren ist die zeitlich flexibelste und zudem günstige Lösung: Du sparst Wegezeit ins Gym und einen Mitgliedbeitrag. Zudem trainieren nicht wenige Menschen ungern unter den Augen anderer und fremder Menschen. Fühlst Du Dich also zuhause am wohlsten spricht nichts dagegen, Dein Workout dort auszuführen.

Vorgehensweise:

Zuhause besitzt Du alle Freiheiten und Deine Trainingsräumlichkeit ist nur für Dich nutzbar. Diesen Vorteil baue ich in Dein Workout ein: Nach einem Durchgang einer Übung folgt immer eine andere Übung. Zwei verschiedene Übungen im Wechsel auszuführen ist besonders effektiv, fördert die Durchblutung und spart Zeit: Dies nennt man auch ein Double-Set. Da es sich meist um Übungen mit dem eigenen Körpergewicht handelt musst Du lediglich darauf achten, dass Du adäquat trainierst: Halte Dir gerade anfangs immer etwas Energie für die zweite Übung des Double–Sets zurück, denn sie erfolgt ohne Pause. Eine Erholungspause von 60 Sekunden folgt erst nach dem Absolvieren beider Sets eines Double-Sets.

Dein Workout sieht also wie folgt aus:

Übung 1 Set 1	mit	Übung 2 Set 1	(Double-Set komplett)
	Pause: 60 Sekunden		
Übung 1 Set 2	mit	Übung 2 Set 2	(Double-Set komplett)
	Pause: 60 Sekunden		
Übung 1 Set 3	mit	Übung 2 Set 3	(Double-Set komplett)

es folgt Übung 3 & 4 usw.

Ein konkretes Beispiel:

Kniebeuge mit Skater (Double-Set komplett)
Pause: 60 Sekunden
Kniebeuge mit Skater (Double-Set komplett)
Pause: 60 Sekunden
Kniebeuge mit Skater (Double-Set komplett)

es folgt Ausfallschritt im Wechsel und Crunch usw.

Wähle nun Deine 8 Übungen aus, mit denen Du beginnst. Mir ist wichtig, dass Du Dich mit Deinem Körper beschäftigst. Finde heraus was Dir leicht fällt oder ob Dir etwas Beschwerden bereitet. Das ist die Basis für Deinen langfristigen Erfolg! Bei mir bekommst Du keinen 08/15 – Plan, sondern das Beste nur für Dich.

Grundsätzlich gebe ich Dir für die Übungen Deines Workouts zuhause keine feste Wiederholungsvorgabe. Da viele Übungen auf dem eigenen Körpergewicht basieren wäre eine schlanke Frau einer Frau mit mehr Kurven gegenüber im Vorteil – oder sie würde sich weniger anstrengen. Gib immer alles! An schlechten Tagen mag es mal weniger sein, an guten dafür umso mehr. Denke immer daran: Alles was Du tust ist besser als nichts zu tun!

Wie Du Dich zuhause steigerst

Stillstand ist dann Rückschritt, wenn Du eigentlich vorankommen willst. Also stelle ich Dir Parameter vor, anhand derer Du mühelos Deinem Figurziel näher kommst! Wie Du Dein Home Workout also voranbringst, zeige ich Dir wie folgt auf. Wähle dabei in jedem Workout nur eine Variante. Gerne darfst Du sie wöchentlich abwechseln:

- Absolviere mehr Wiederholungen als beim letzten Workout.
- Absolviere jede Wiederholung langsamer als beim letzten Workout.
- Absolviere jede Wiederholung sauberer als beim letzten Workout.
- Reduziere Deine Pausenzeiten zwischen den Sets um 5 Sekunden

Nun bist Du bestens vorbereitet und kannst loslegen. Ich wünsch Dir viel Spaß!

Bauch @ Home

Statischer Crunch

(Static Crunch)

Fersen und Gesäß ruhen auf dem Boden. Die gestreckten Arme wippen an Deinen Knien vorbei, während Du Deinen Rumpf unter Spannung hältst.

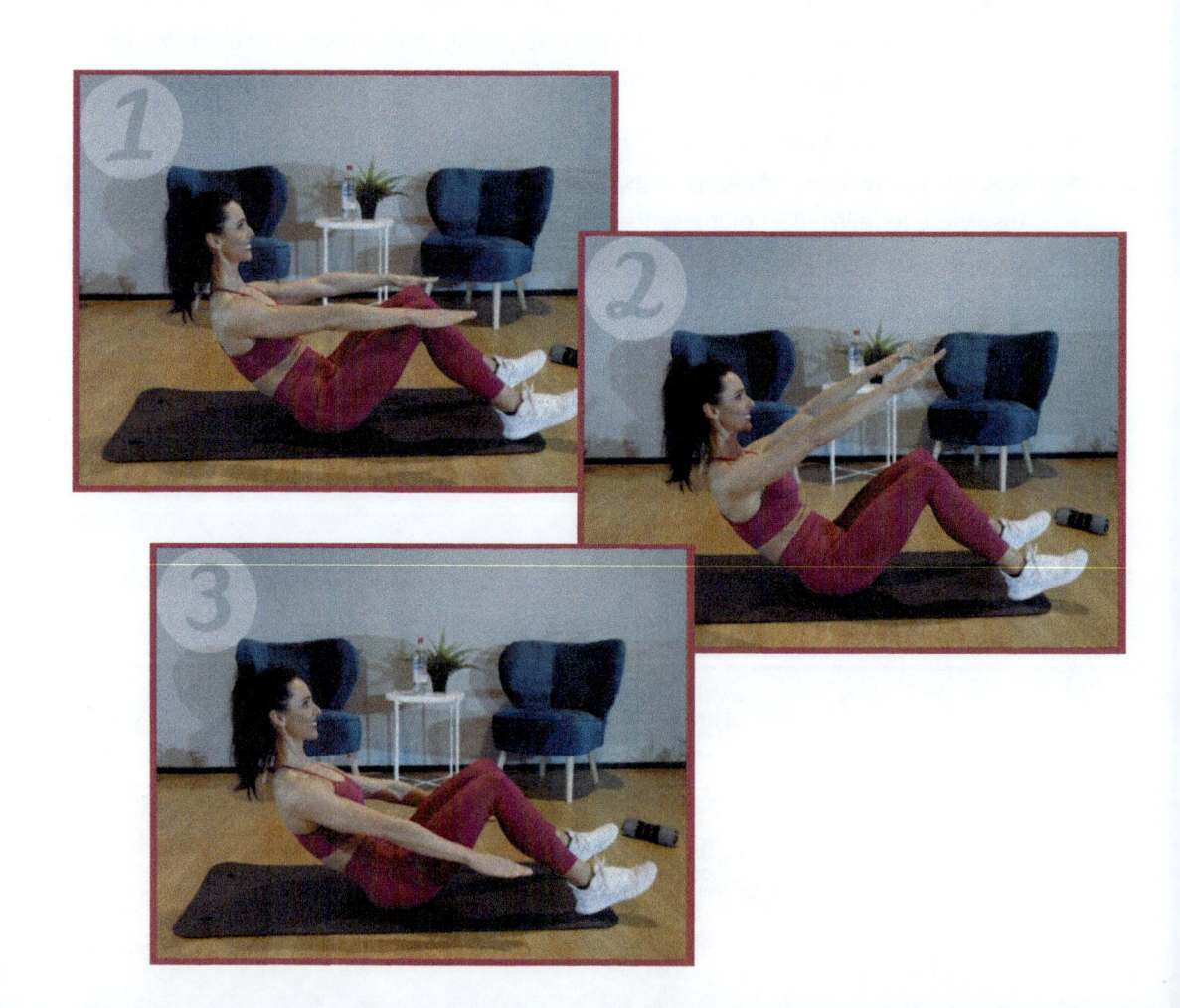

Beinheben im Liegen

(Leg Lift)

Du liegst starr auf dem Rücken. Arme gestreckt, Hände drücken mit den Handflächen in den Boden hinein. Du hebst Deine gestreckten Beine gerade nach oben zur Decke.

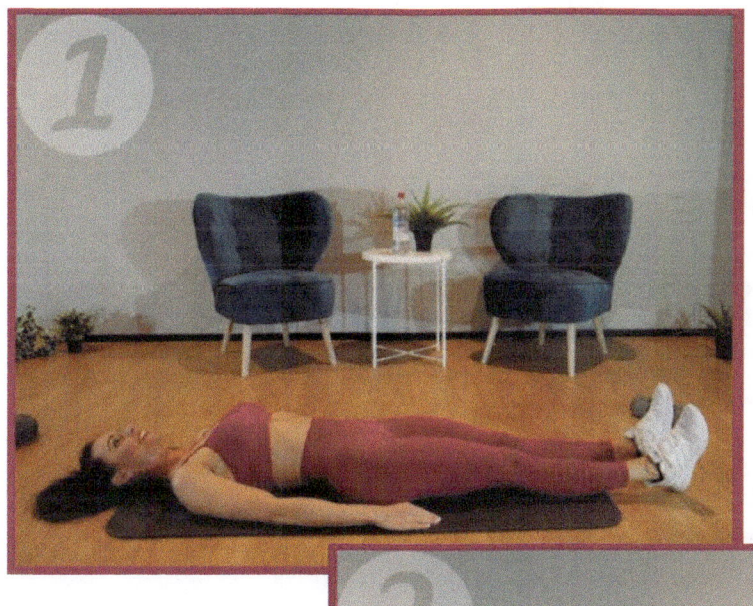

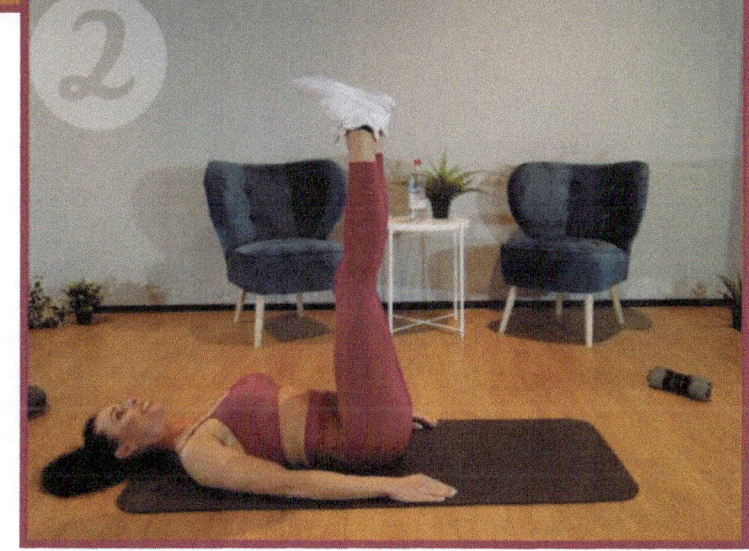

Käfer Crunch

(Beetle Crunch)

Fersen, Gesäß und Schultergürtel ruhen auf dem Boden. Abwechselnd berührt ein Ellbogen das gegenüberliegende Knie. Beide Seiten zusammen, zählen als eine Wiederholung.

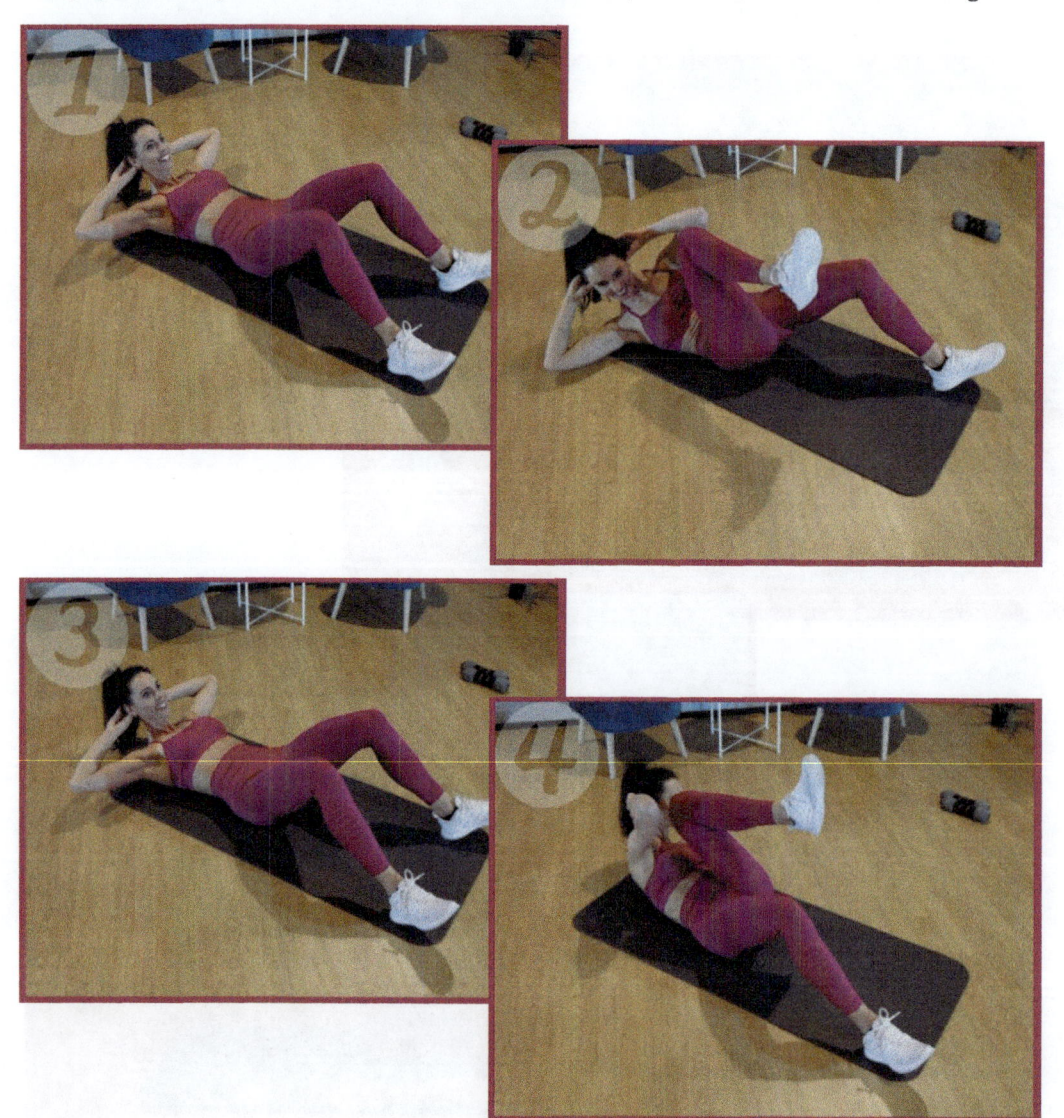

Aktiver Seitstütz

(Side Plank)

Stütze Dich mit gestrecktem Körper auf den Ellbogen. (Stützt Dein Oberarm Deinen Körper im Lot, fällt es Dir einfacher) Nun senke Deine Hüfte leicht ab und überstrecke sie leicht nach oben.

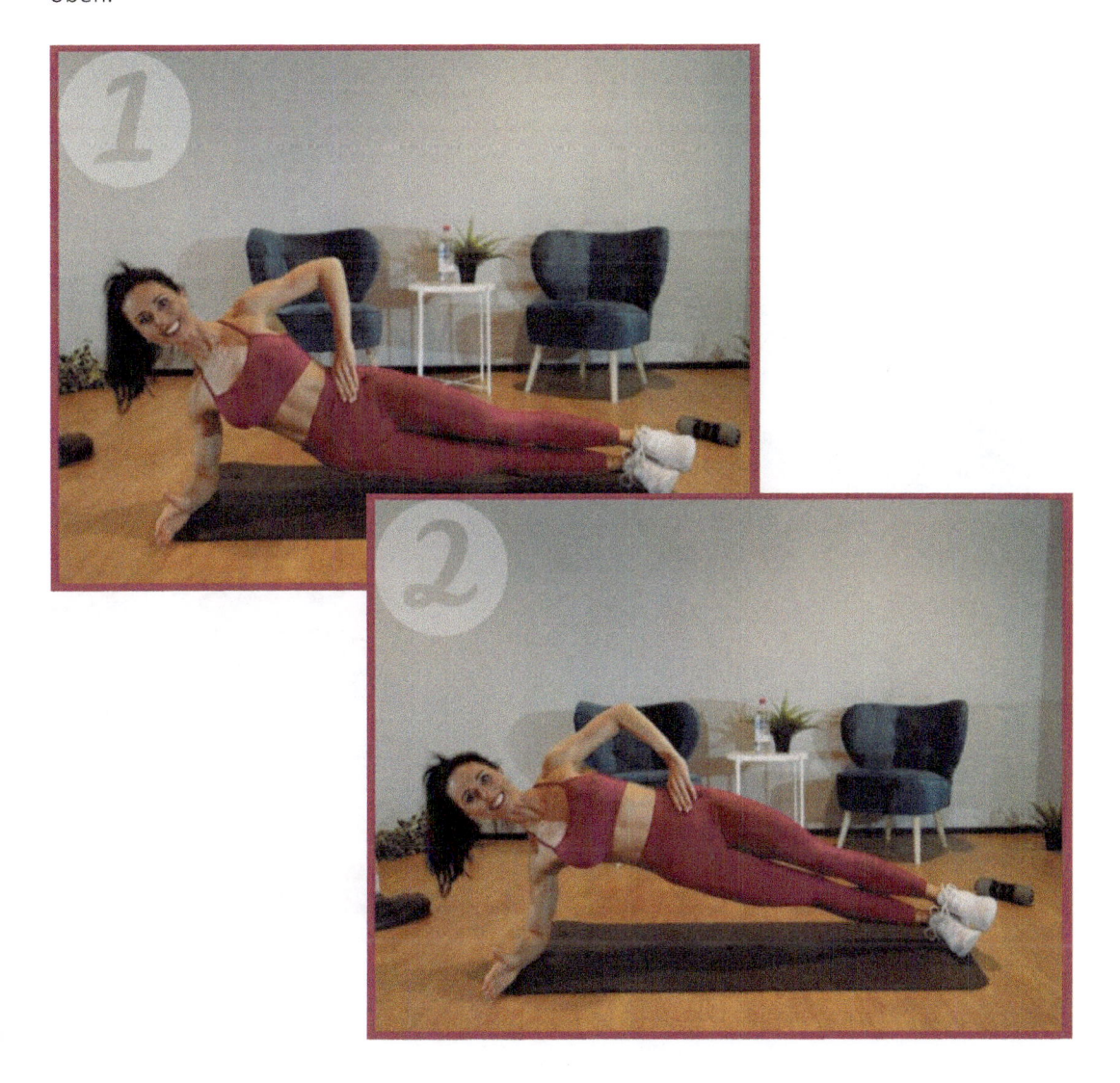

Unterarmstütz

(Plank)

Nimm eine bequeme Vierfüßlerposition mit gestrecktem Körper ein. Dein Oberkörper ruht auf Deinen Ellbogen. (Stützt Dein Oberarm Deinen Körper im Lot, fällt es Dir einfacher) Hebe Deine Hüfte etwas nach oben und halte Deine Rumpfspannung so lange wie möglich. Atme dabei konzentriert.

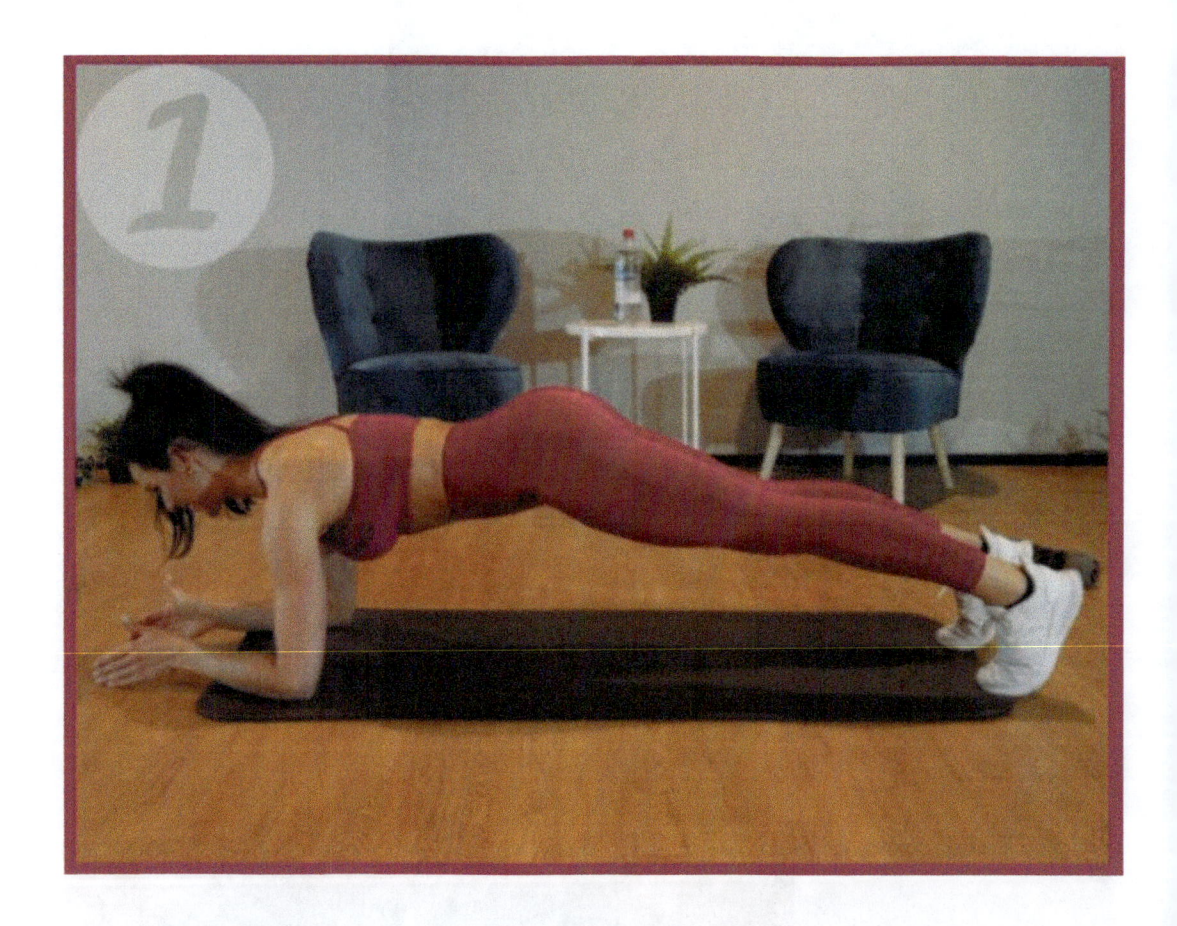

Berg klettern

(Mountain Climber)

Nimm eine bequeme Vierfüßlerposition mit gestrecktem Körper ein. Dein Oberkörper ruht auf Deinen Händen. Ziehe abwechselnd ein Bein zum Bauch und lege es wieder ab. Beide Seiten zusammen, zählen als eine Wiederholung. (Steigerung: Du kannst versuchen in dieser Position schnell zu sprinten)

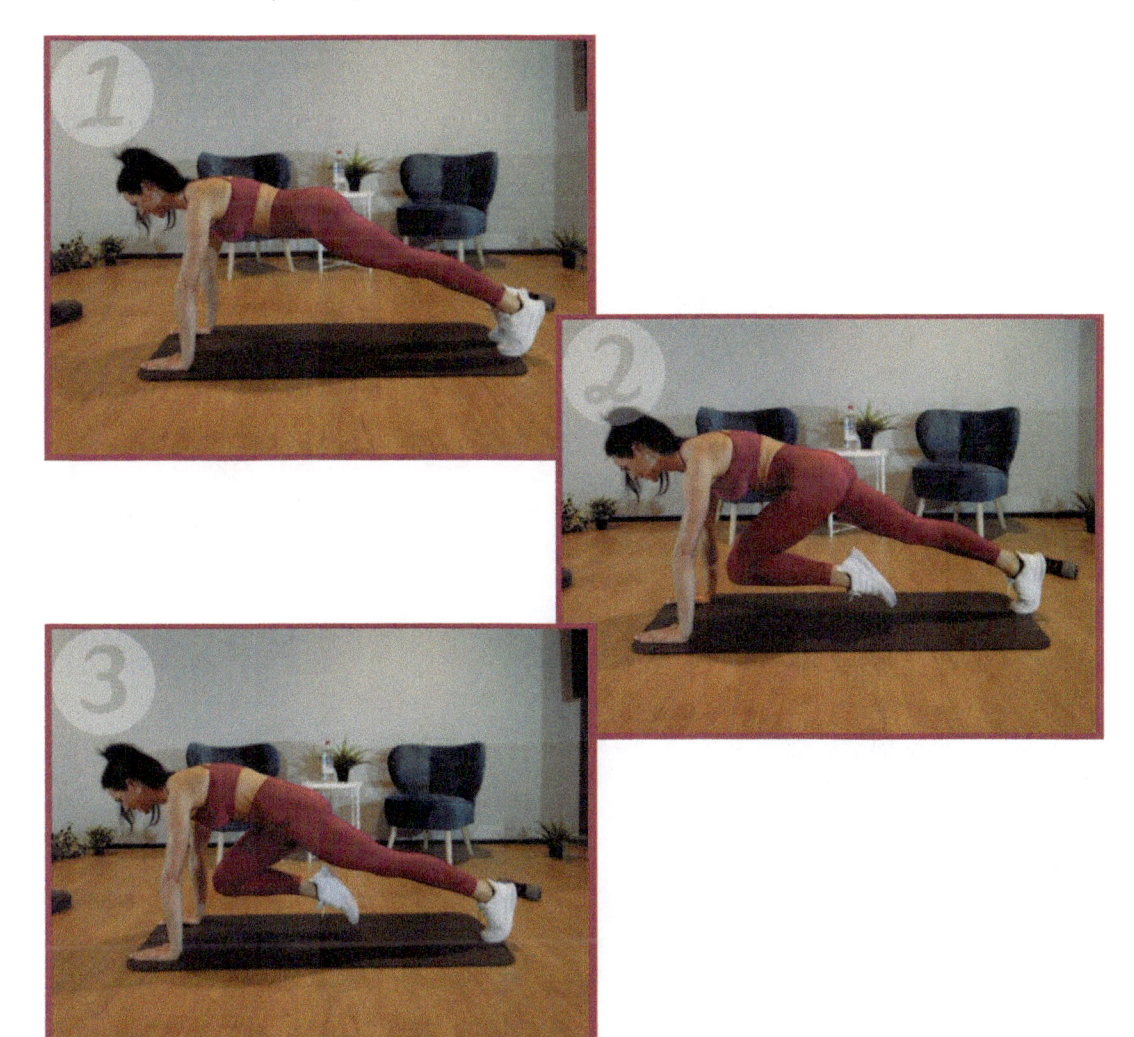

Liegende Halteposition

(Hollow Hold)

Du liegst mit gestreckten Extremitäten auf dem Boden. Heben nun gleichzeitig Deinen Schultergürtel mit gestreckten Armen und Deine gestreckten Beine vom Untergrund ab. Halte diese Position so lange wie möglich. Atme dabei konzentriert.

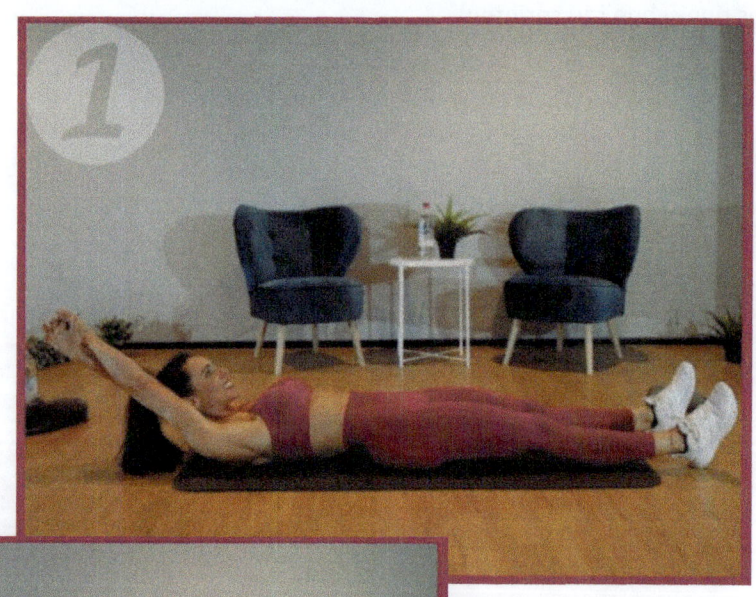

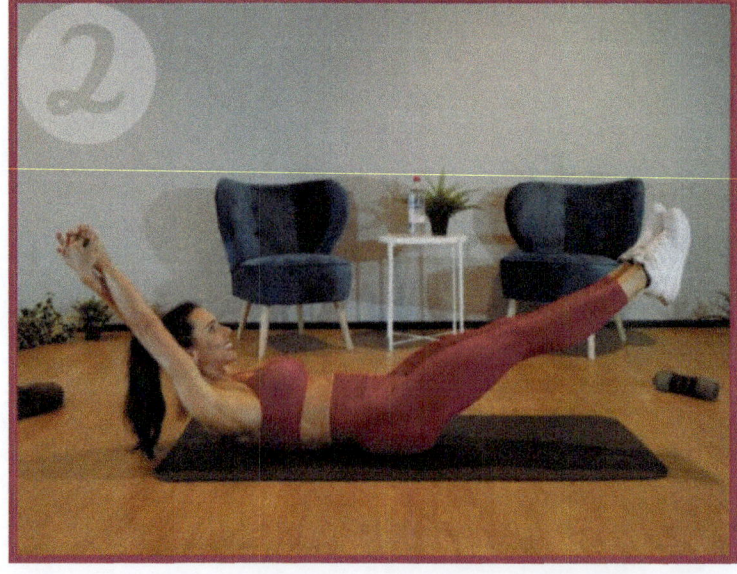

Negativer Sit Up

(Sit Up reverse)

Starte in Halteposition mit den Fersen und Gesäß auf dem Boden. Senke langsam (Zeit: 5 langsame Atemzüge) Deinen Oberkörper mit gestreckten Armen. Bevor Deine Schultern den Boden berühren, setzt Du wieder auf und beginnst von vorn.

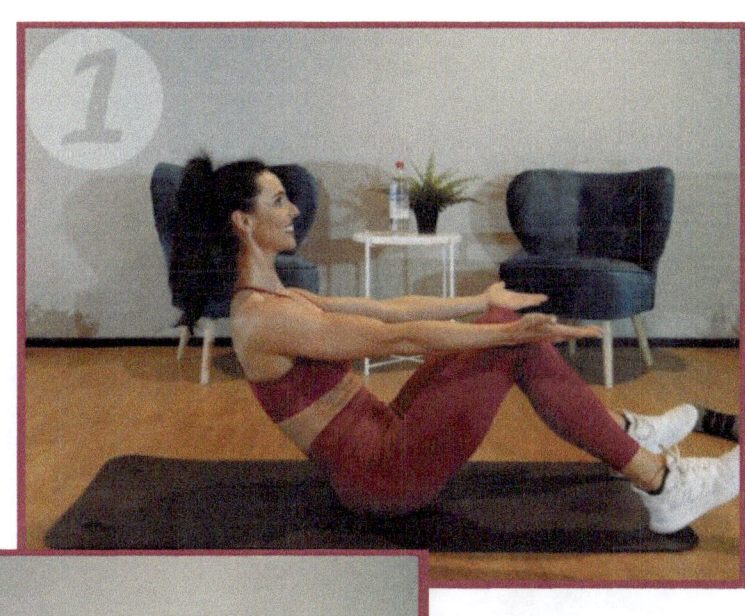

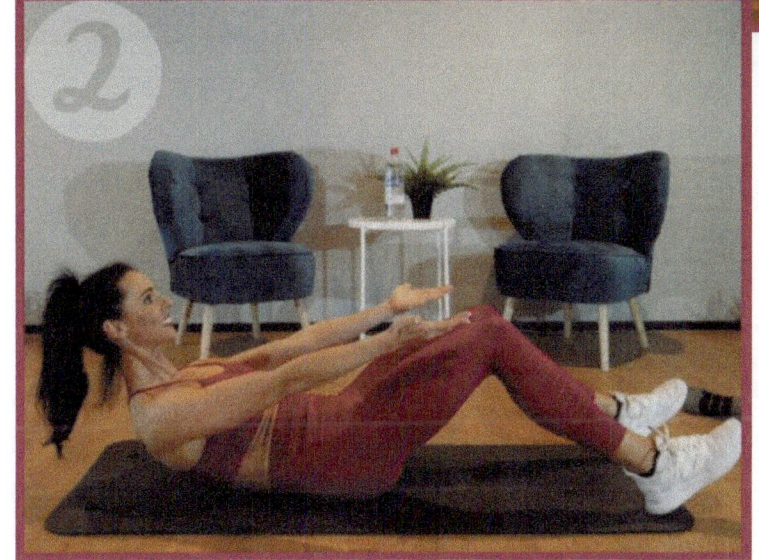

Beine @ Home

Kniebeuge

(Air Squat)

Du stehst mit abgespreizten Füßen schulterbreit und stabil. Deine Hände greifen sich vor Deinem Körper. Gehe nun in die Hocke, soweit die Füße noch mit der gesamten Sohle den Boden berühren. Drücke Dich nun nach oben.

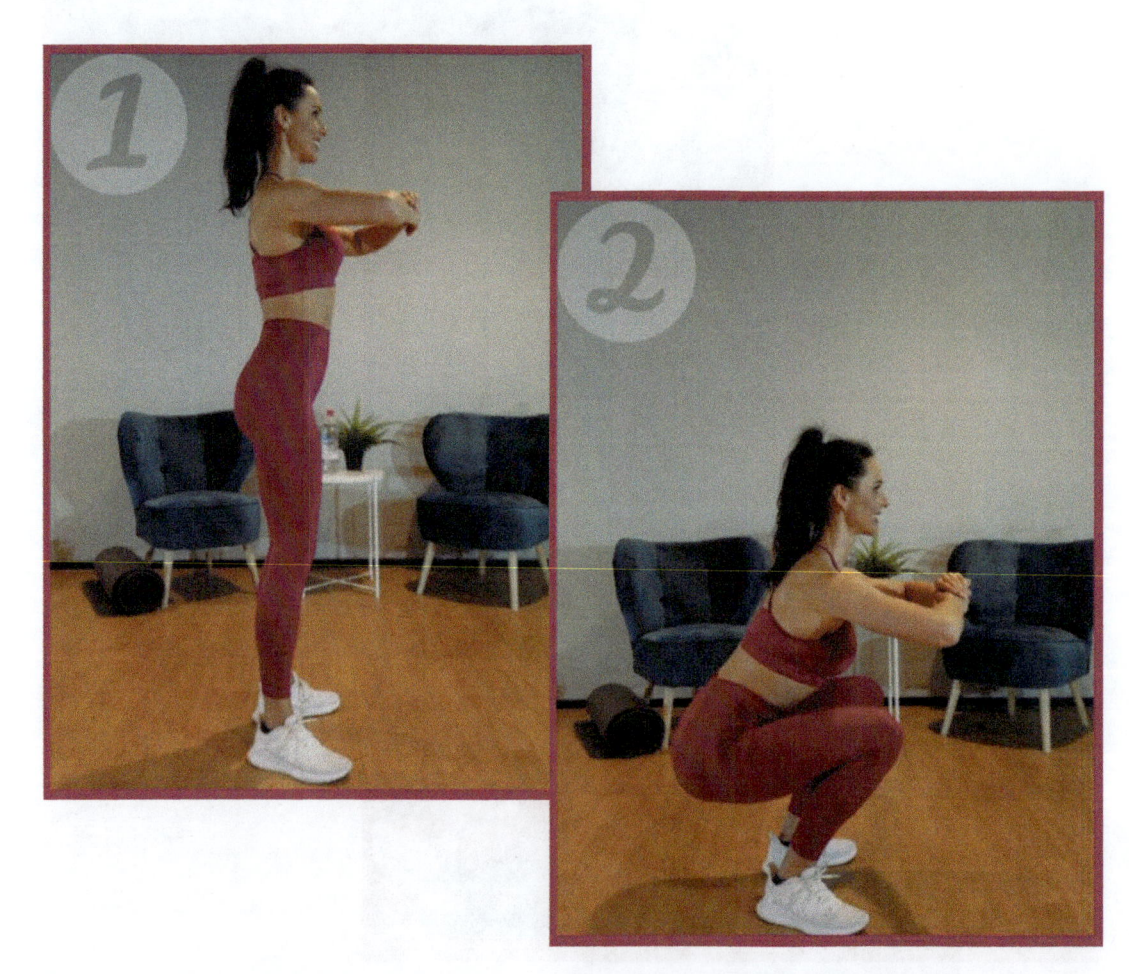

Ausfallschritt im Wechsel

(Front to reverse Lunge)

Du stehst mit parallelen Füßen schulterbreit und stabil. Deine Hände greifen sich vor Deinem Körper. Du machst einen großen Schritt nach vorne und zurück in die Ausgangsposition. Auf der gleichen Seite folgt nun noch ein großer Schritt nach hinten und zurück in die Ausgangsposition. Sind alle Wiederholungen erledigt, folgt noch die andere Seite.

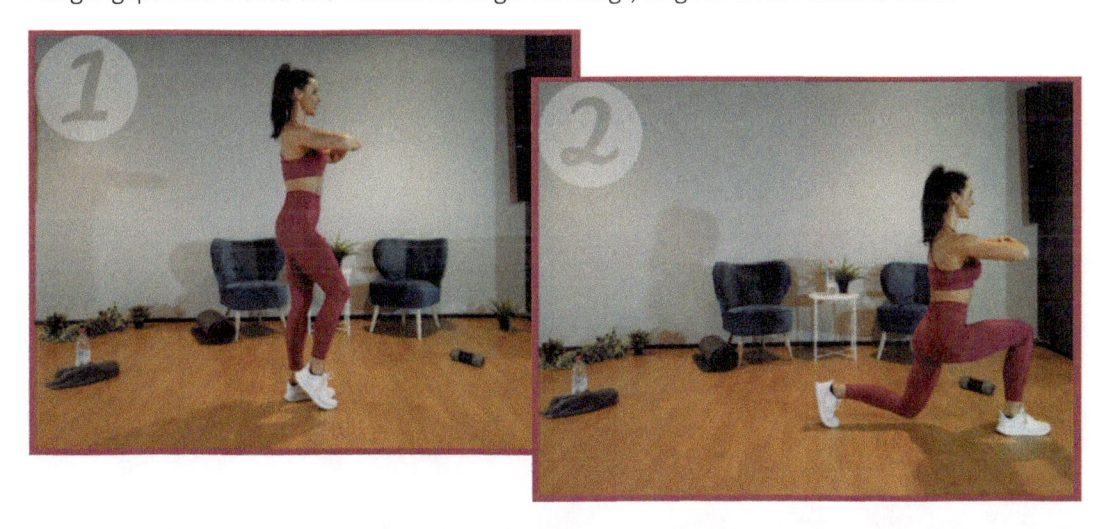

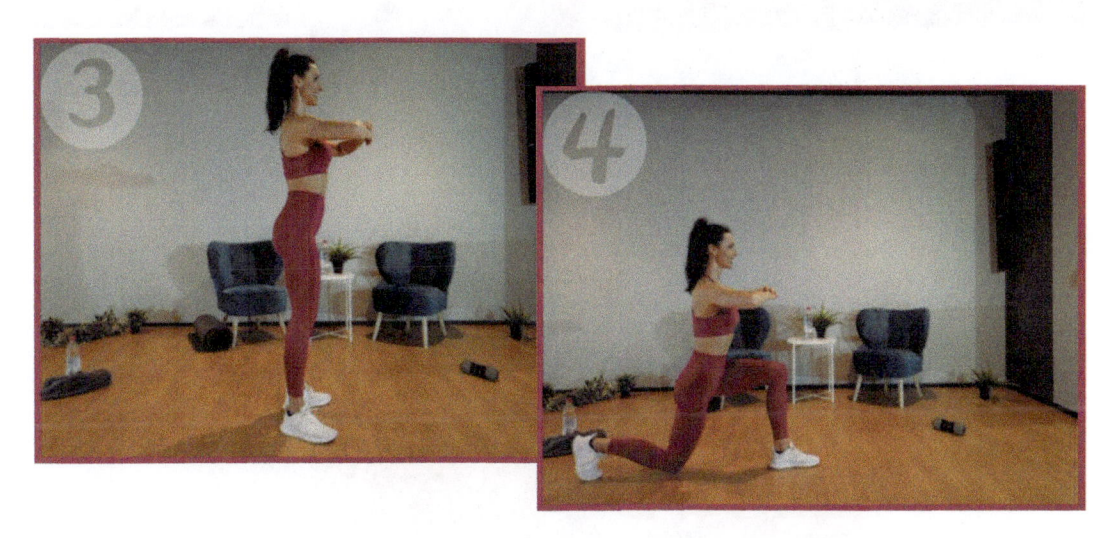

Sprungfigur

(Jump In & Out)

Du stehst mit parallelen Füßen schulterbreit und in der Hocke. Deine Hände greifen sich vor Deinem Körper. Du springst leicht nach oben und landest im sehr breiten Stand. Nun springst Du ebenso zurück.

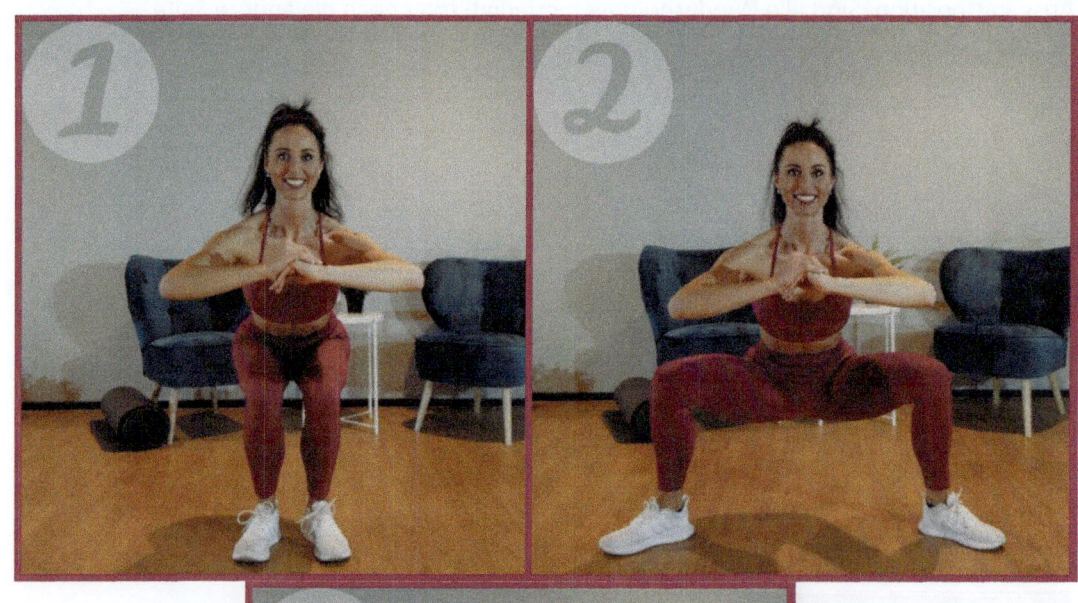

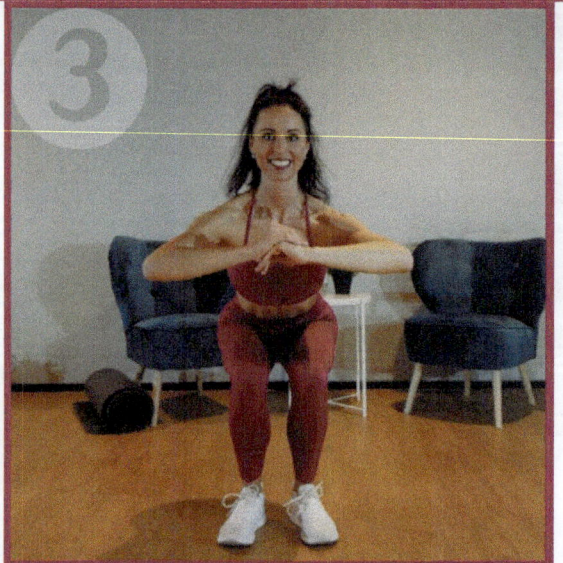

Skater

(Skater)

Inline Skating ohne Inline Skates? Genau das tust Du bei dieser Übung. Deine Arme unterstützen Dich dabei. Hole mit ihnen Schwung und lass Deine vordere Hand den Boden berühren. Das hilft bei der Stabilisation.

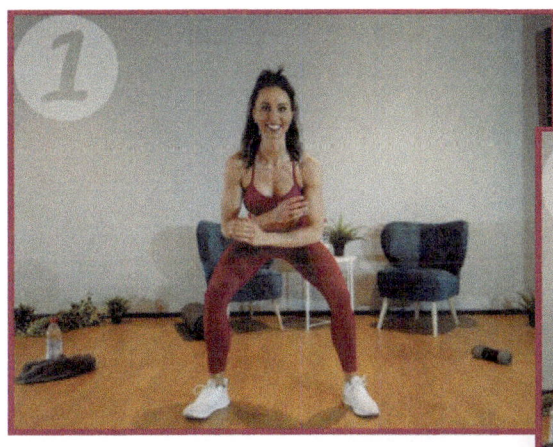

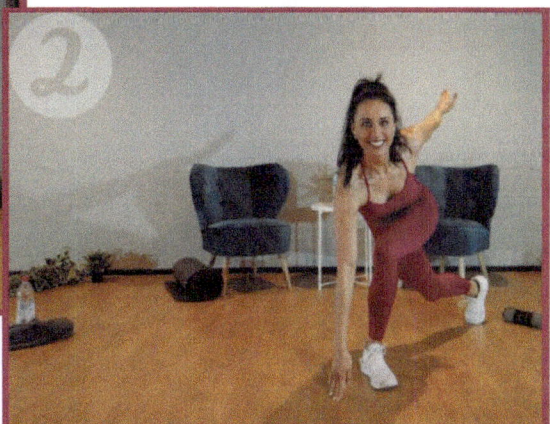

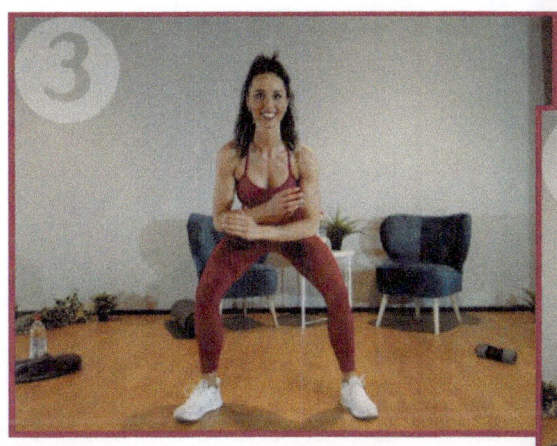

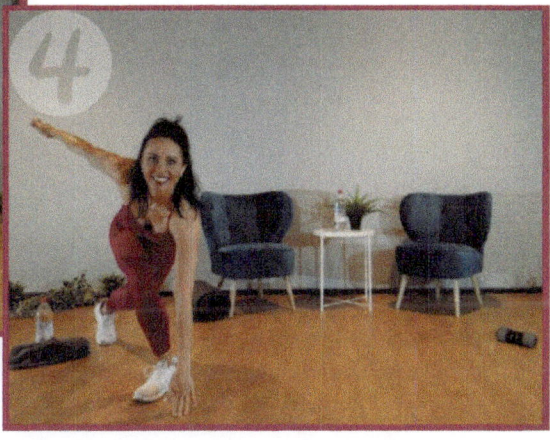

Einbeinige Kniebeuge

(Single Leg Squat)

Du stehst im großen Ausfallschritt stabil. Deine Hände greifen sich vor Deinem Körper. Du gehst in die Tiefe und stehst wieder auf. Hast Du all Deine Wiederholungen absolviert, wechselst Du Dein Standbein.

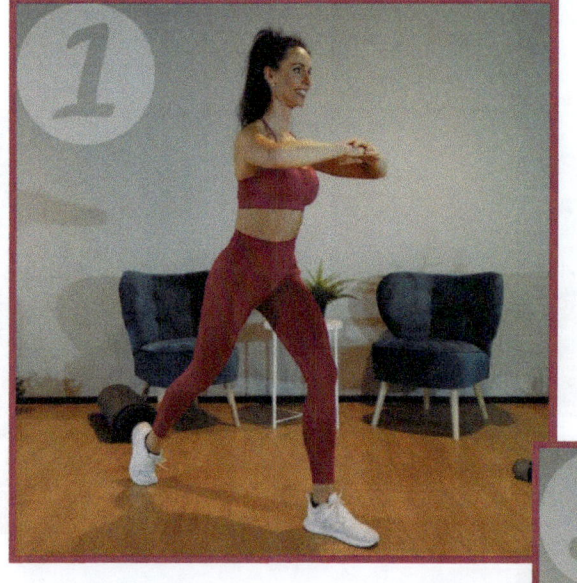

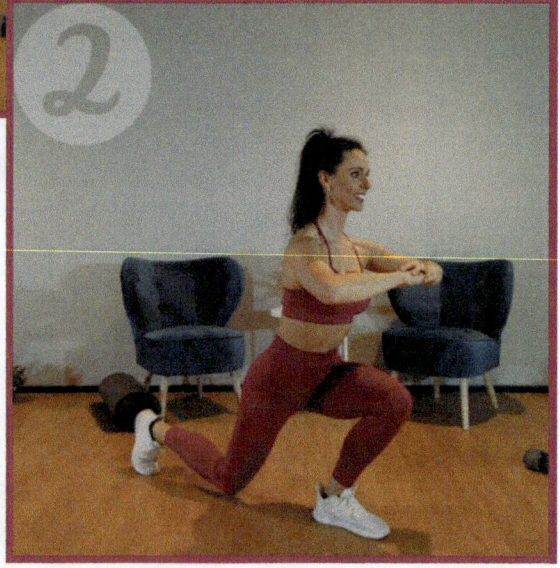

Beinziehen

(Ham Curl)

Du benötigst rutschigen Untergrund und ein Handtuch. Du liegst auf dem Rücken, das Handtuch befindet sich unter Deinen Füßen. Ziehe nun Deine Füße maximal an Deinen Körper heran. Dabei hebt sich Dein Gesäß vom Untergrund.

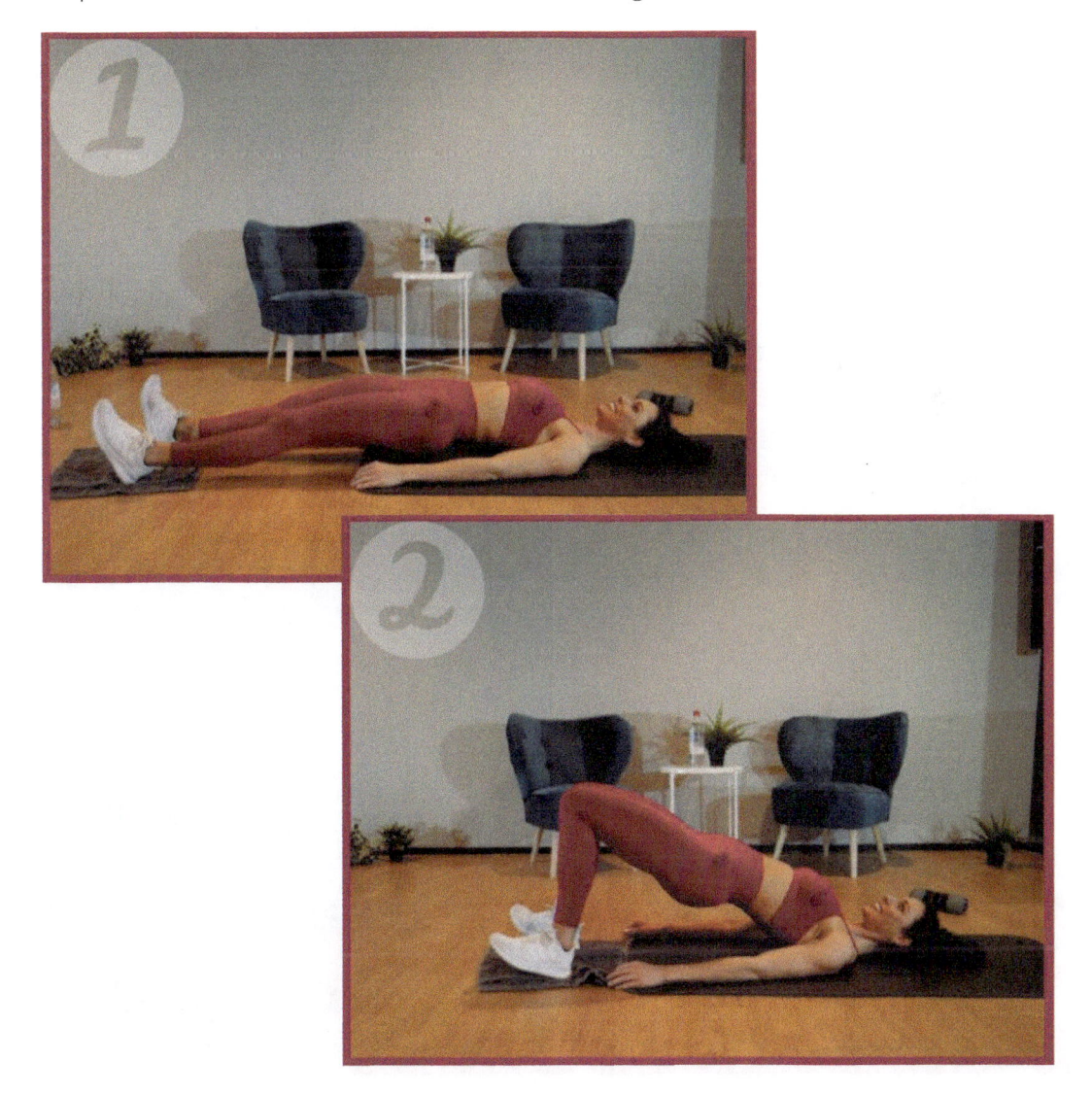

Strecksprung

(Burpee)

Du drückst Dich von der Liegeposition in die Knie. Von dort aus machst Du einen Sprung und landest auf beiden Füßen. Nun gehst Du zurück in die Liegeposition und beginnst von vorn.

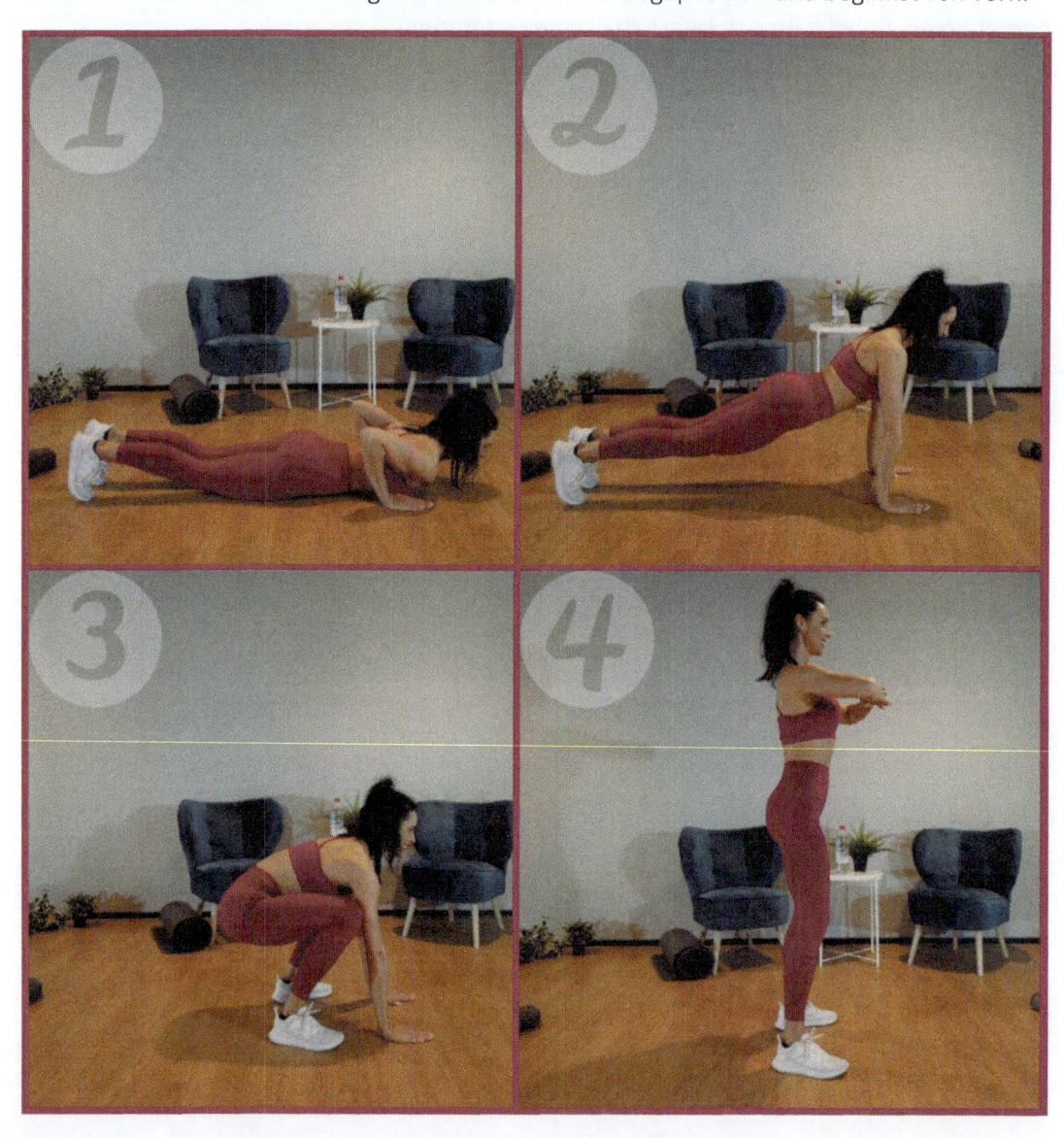

Knieendes Hüftstrecken

(Kneeling Squat)

Lege ein gefaltetes Handtuch unter Deine Knie. Deine Hände greifen sich vor Deinem Körper. Strecke nun Deine Hüfte nach vorne und richte Deine Oberschenkel auf.

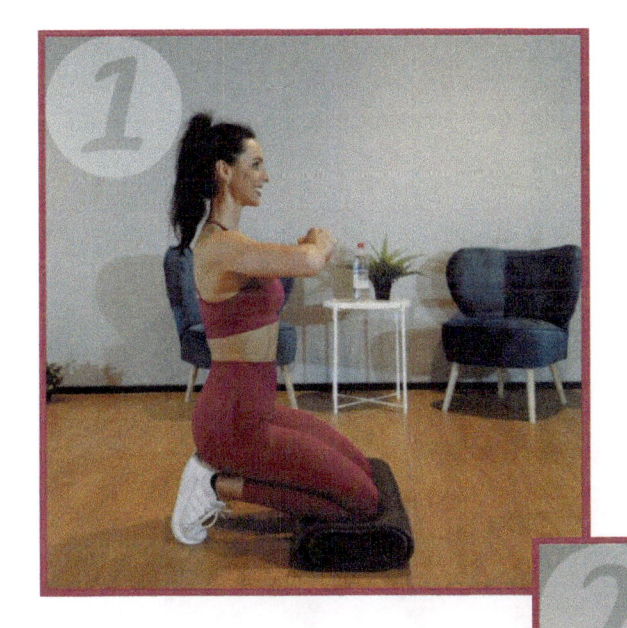

Po @ Home

Hüftstrecken im Liegen

(Glute Bridge)

Du liegst mit angewinkelten Beinen auf dem Boden. Hebe Deine Hüfte vom Boden ab, bis der Körper gestreckt ist. (Tipp: Hole mehr aus der Übung, indem Du am obersten Punkt die Pobacken zusammenkneifst)

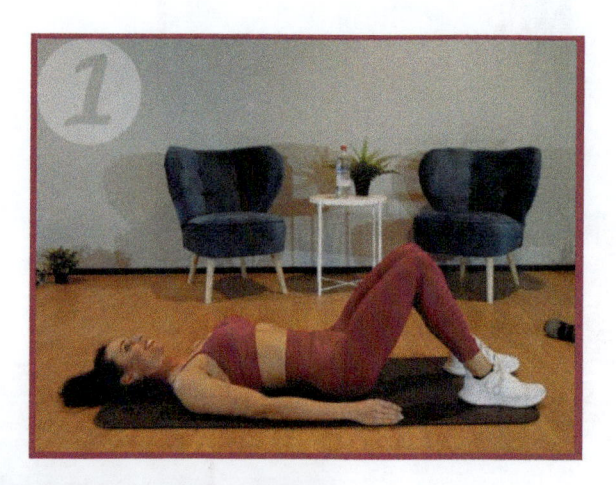

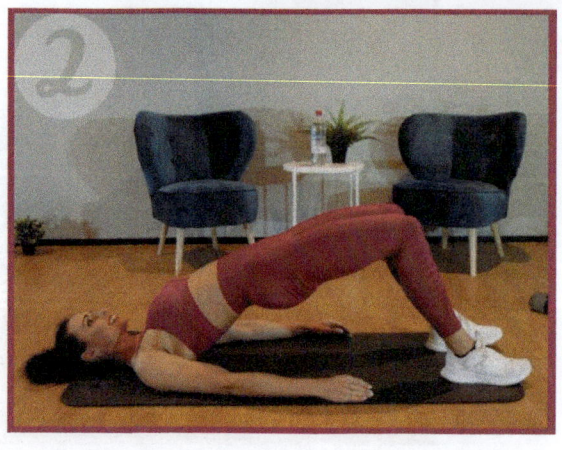

Sumo Kniebeuge

(Sumo Squat)

Du stehst mit abgespreizten Füßen im ganz breiten Stand. Deine Hände greifen sich vor Deinem Körper. Gehe nun in die Hocke, soweit die Füße noch mit der gesamten Sohle den Boden berühren. Drücke Dich nun nach oben.

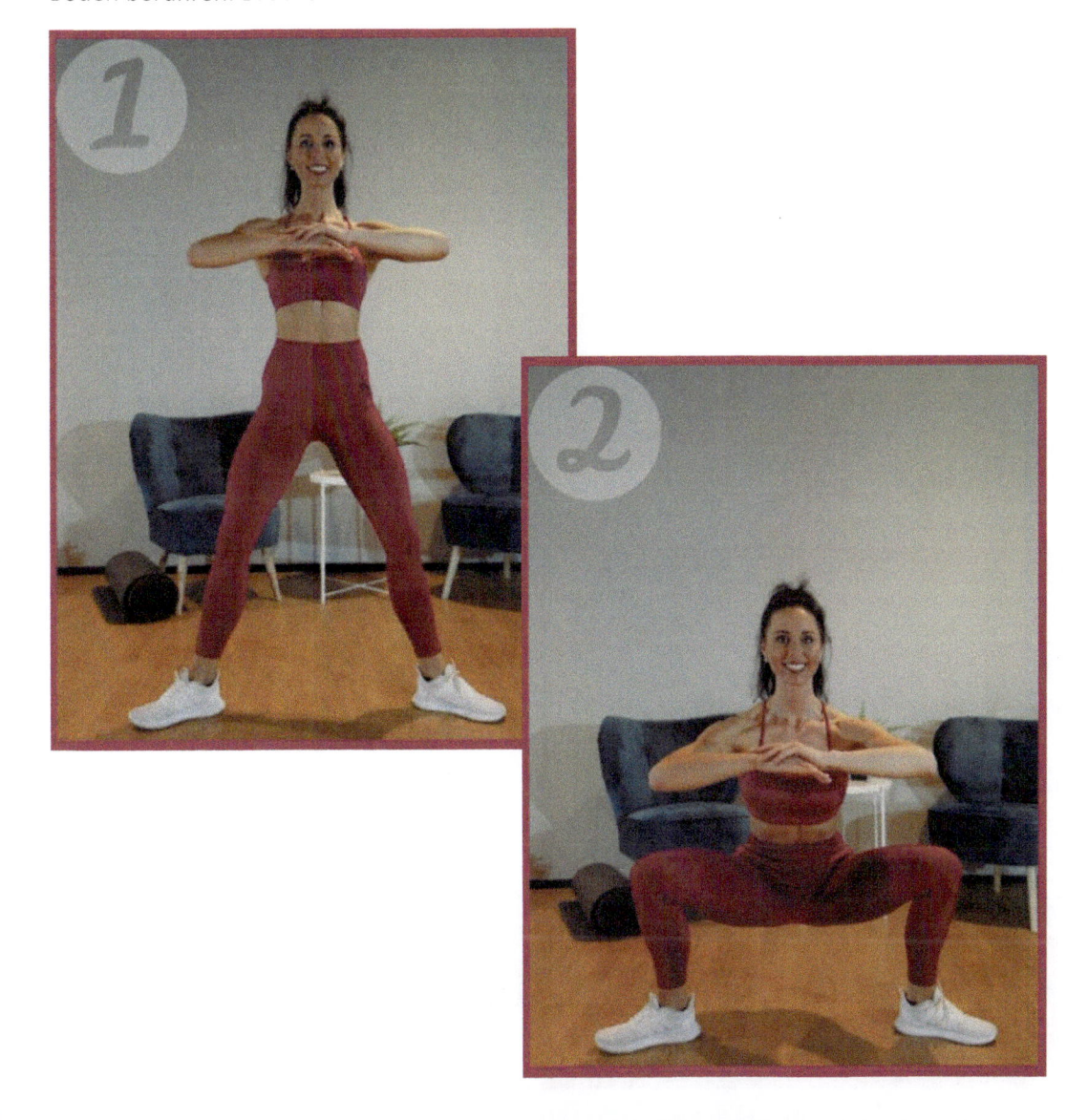

Ausfallschritt zur Seite

(Side Lunge)

Du stehst mit parallelen Füßen eng und stabil. Deine Hände greifen sich vor Deinem Körper. Du machst einen großen Schritt zur Seite und zurück in die Ausgangsposition. Sind alle Wiederholungen erledigt, folgt die andere Seite.

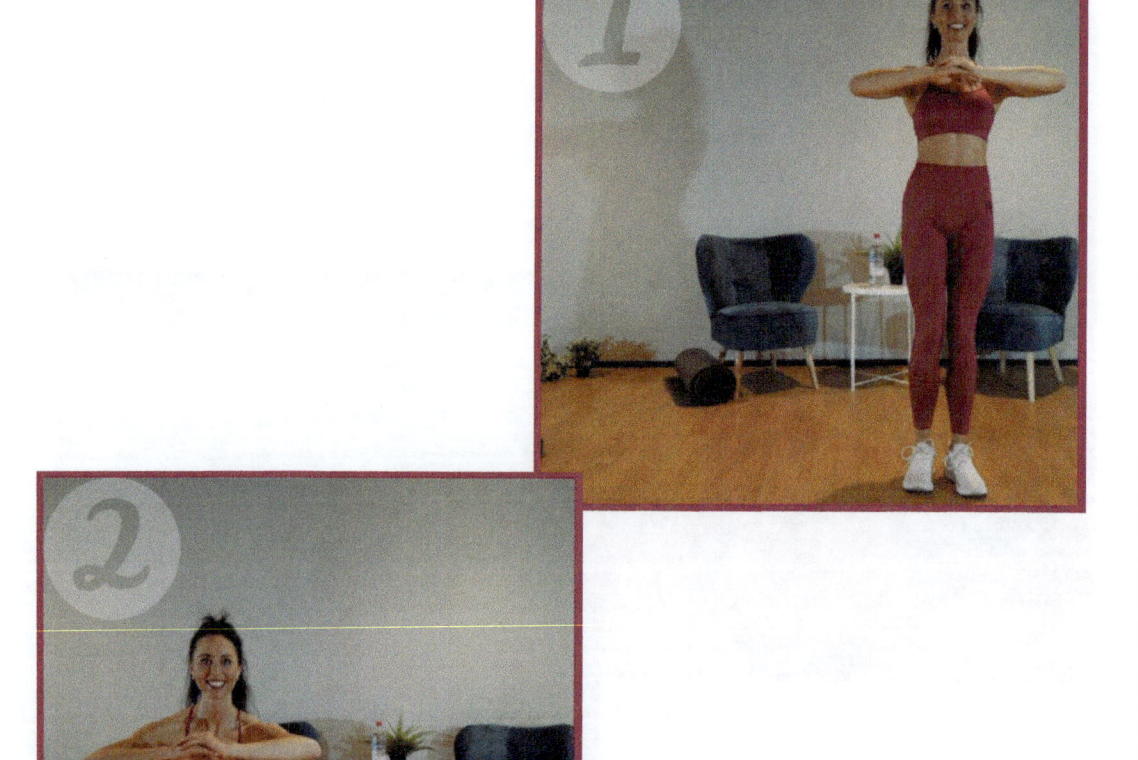

Abspreizen

(Glute Kickback)

Nimm einen Vierfüßlerstand auf den Knien ein. Hebe nun abwechselnd Dein angewinkeltes Bein nach oben.

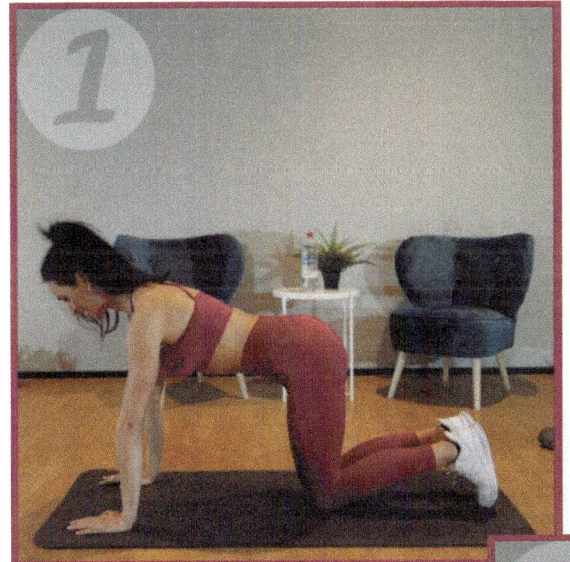

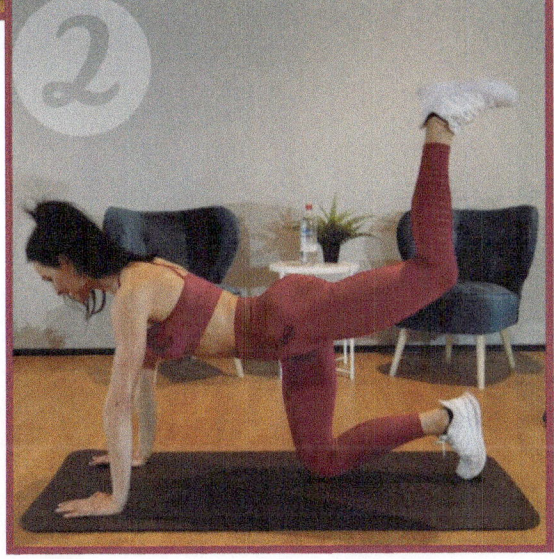

Spannungskniebeuge

(Half Rep Squat)

Du stehst mit abgespreizten Füßen schulterbreit und stabil. Deine Hände greifen sich vor Deinem Körper. Gehe nun in die Hocke, soweit die Füße noch mit der gesamten Sohle den Boden berühren. Auf dem Weg zurück nach oben stoppst Du auf halbem Wege und leitest die nächste Wiederholung ein. So bleibt Dein Po ständig unter Spannung.

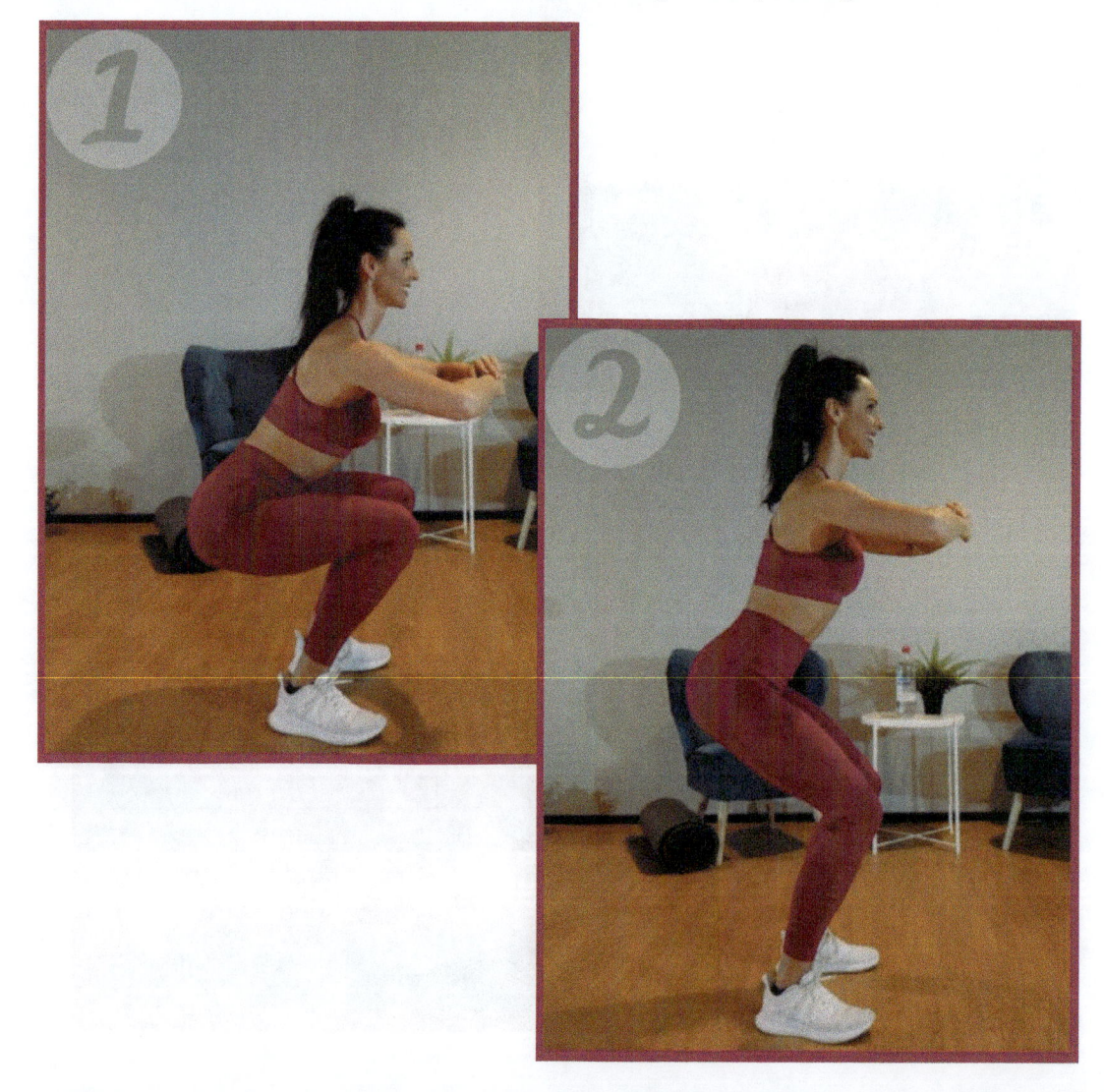

Liegende Abduktion

(Abduction)

Leg Dich in Seitenlage und stütze Dich mit dem Arm ab. Spreize Dein oben liegendes Bein soweit vom Körper ab, wie es Dir möglich ist. (Steigerung: Halte das Bein 10 Sekunden, wenn Du in der Endposition bist)

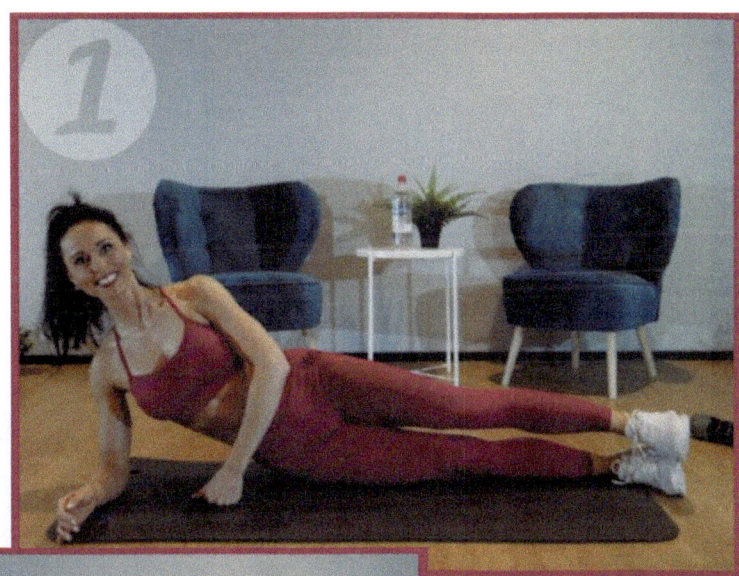

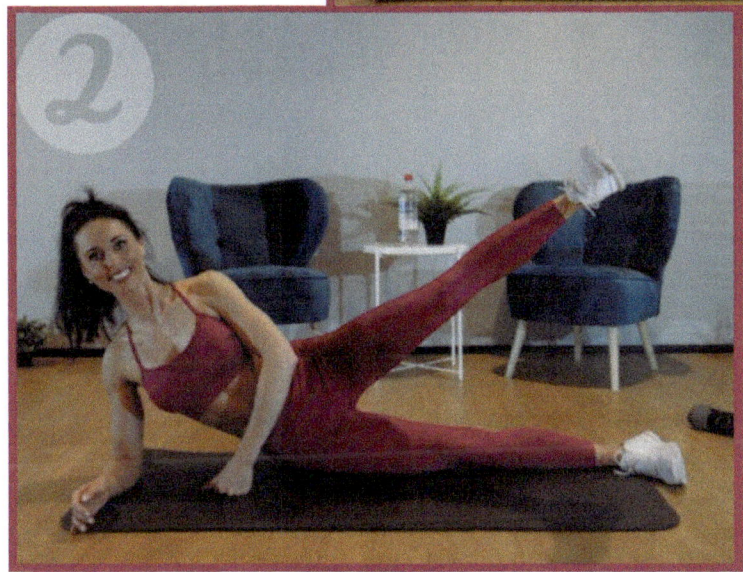

Hohes Knie

(Upper Kick)

Du stehst in leichtem Ausfallschritt stabil. Deine Hände greifen sich vor Deinem Körper. Du führst das hintere Bein explosiv an Deinem Standbein vorbei und kickst Dein Knie nach oben Richtung Hände.

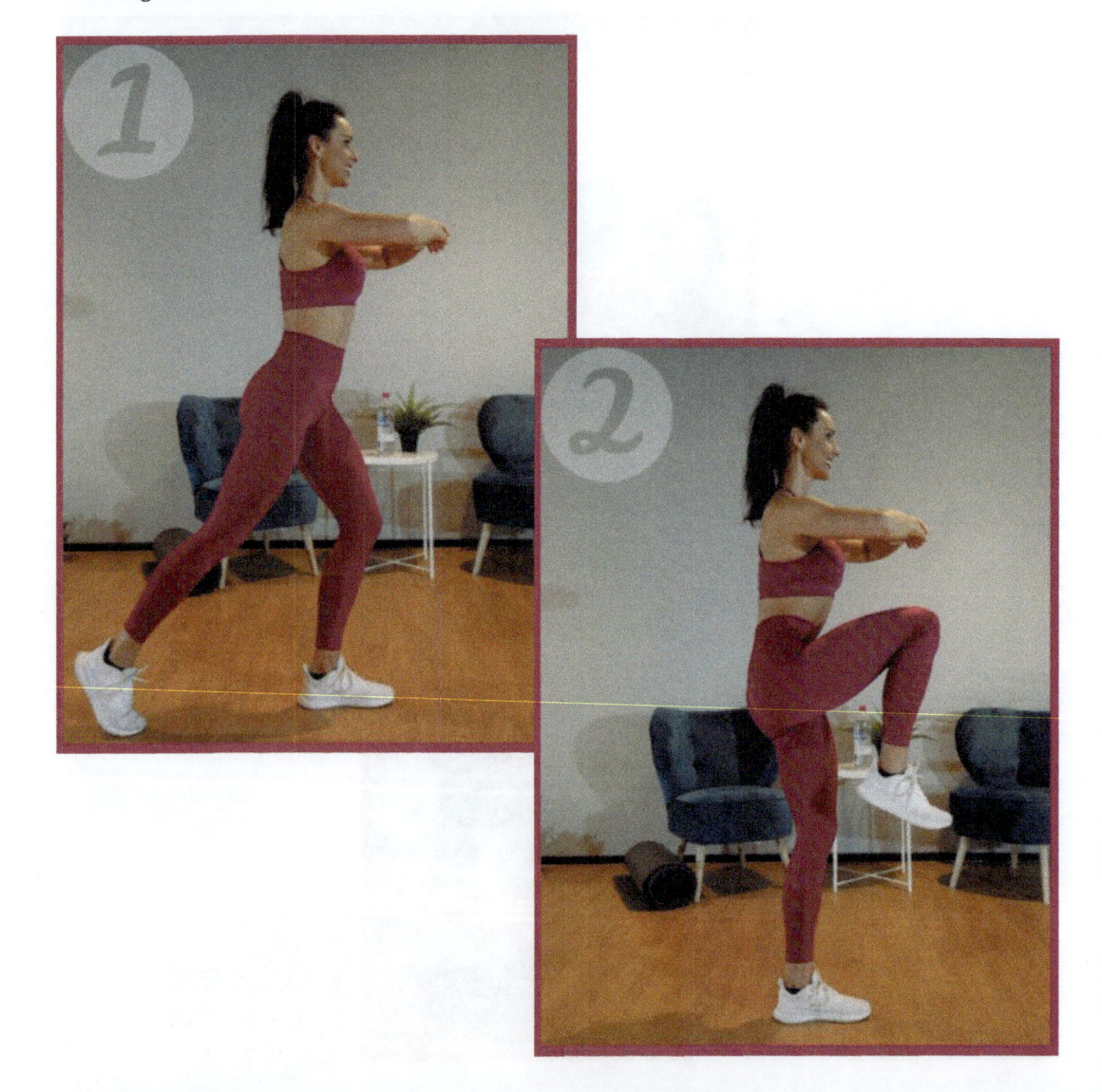

Seitschritt

(Side Step)

Du stehst mit parallelen Füßen eng und in der Hocke. Deine Hände greifen sich vor Deinem Körper. Du machst einen weiten Schritt zur Seite. Danach führst Du beide Beine auf der anderen Seite wieder eng zusammen. Nun beginnst Du von vorne: Entgegen der Anfangsrichtung geht es dann zurück:

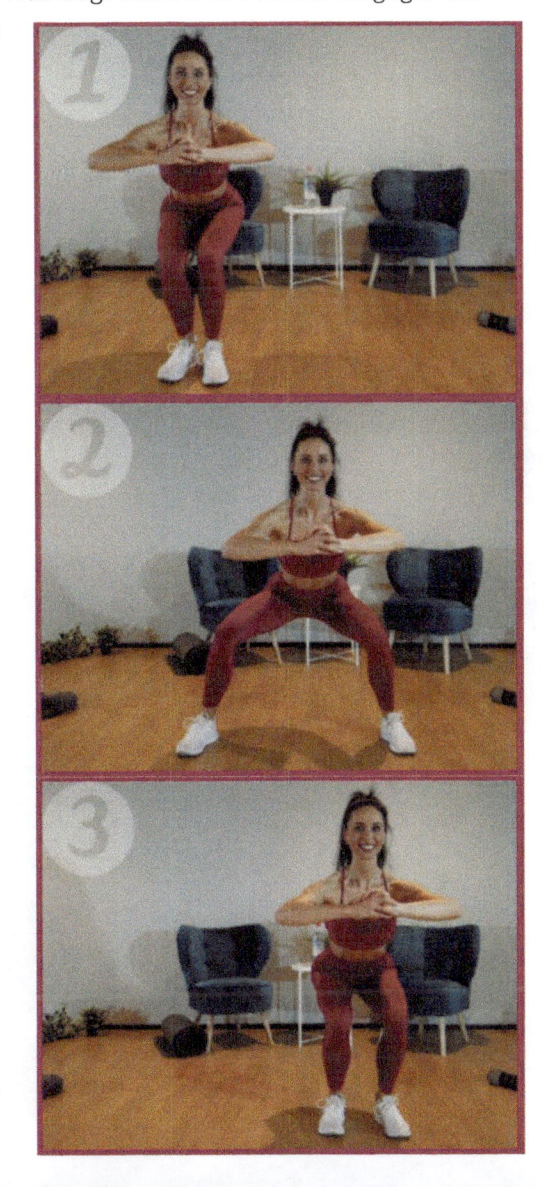

Arme @ Home

Beugestütz

(Dips)

Du benötigst eine stabile Sitzfläche. Stütze Dich mit den Armen darauf ab und beuge sie. Daraufhin drückst Du Dich nach oben.

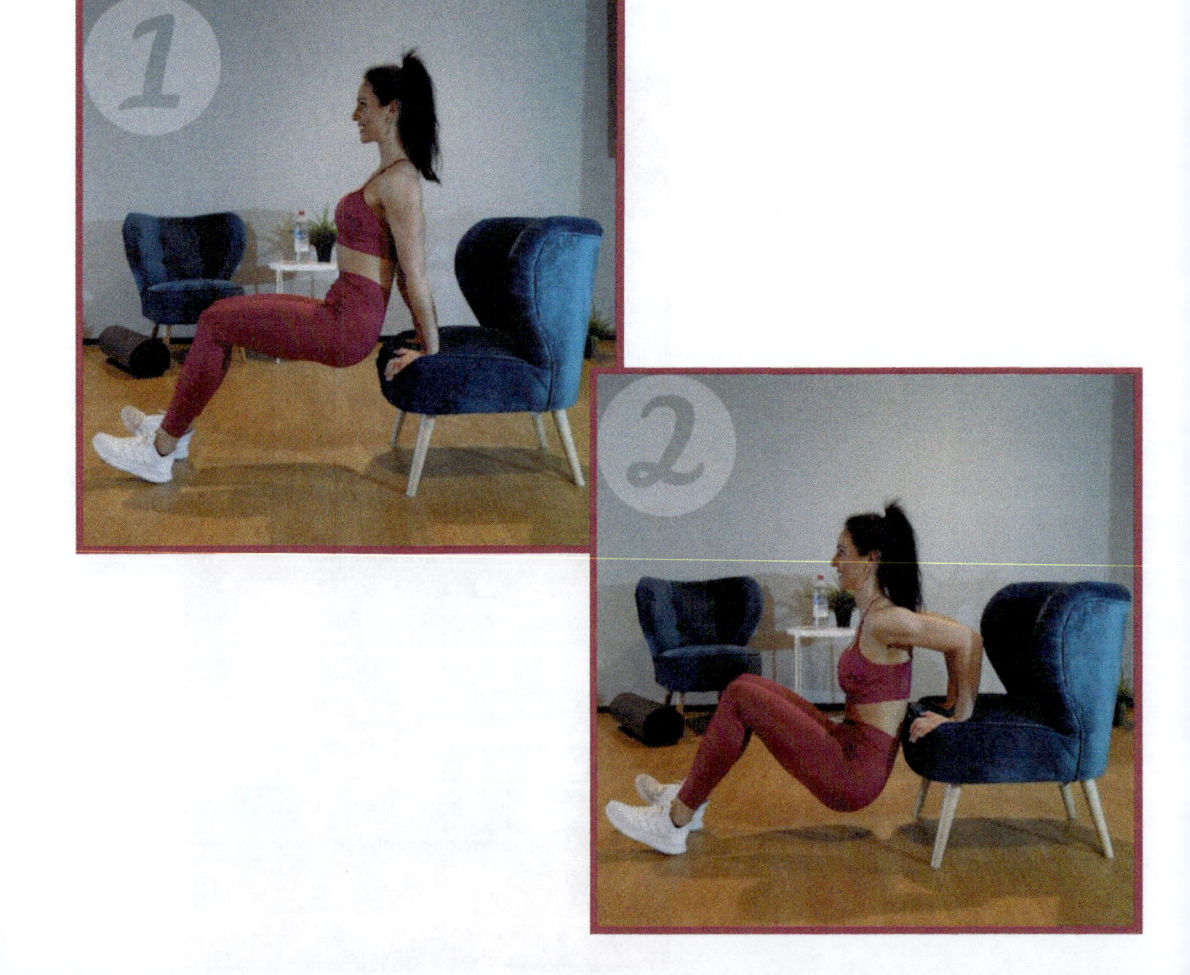

Über Kopf Extension

(Tricep Extension)

Wähle ein leichtes Gewicht (kleine Hantel, Wasserflasche) und halte es gestreckt über Deinen Kopf. Beuge es nun hinter Deinen Kopf, während Dein Arm neben dem Ohr fixiert bleibt. Drücke das Gewicht wieder nach oben.

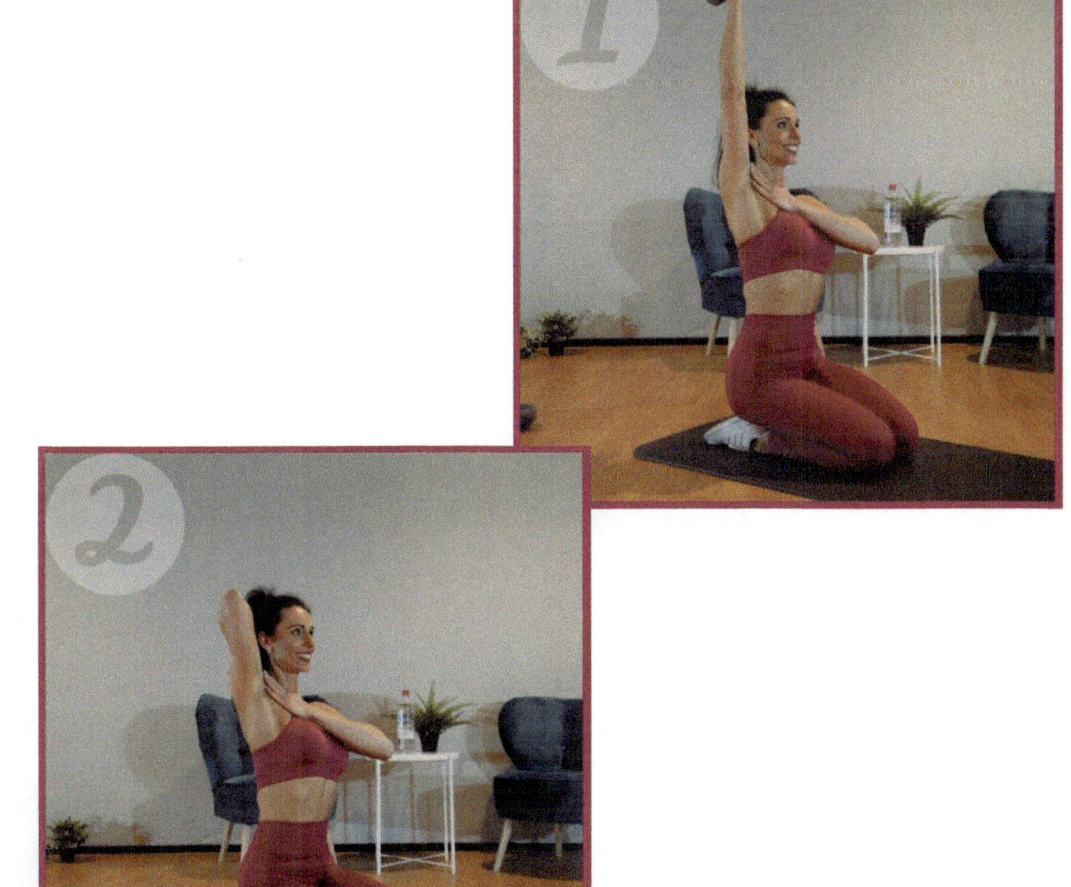

Enger Liegestütz

(Close Grip Push Up)

Lege Dich mit den Armen eng am Körper anliegend auf den Boden. Drücke Deinen Oberkörper nun nach oben ab. (Steigerung: Drücke den ganzen Körper inklusive Knie und gestreckter Beine vom Boden ab)

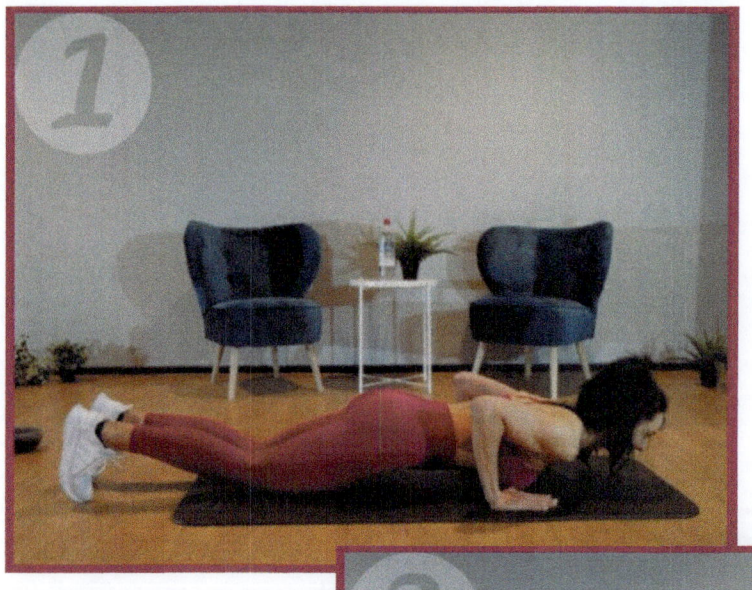

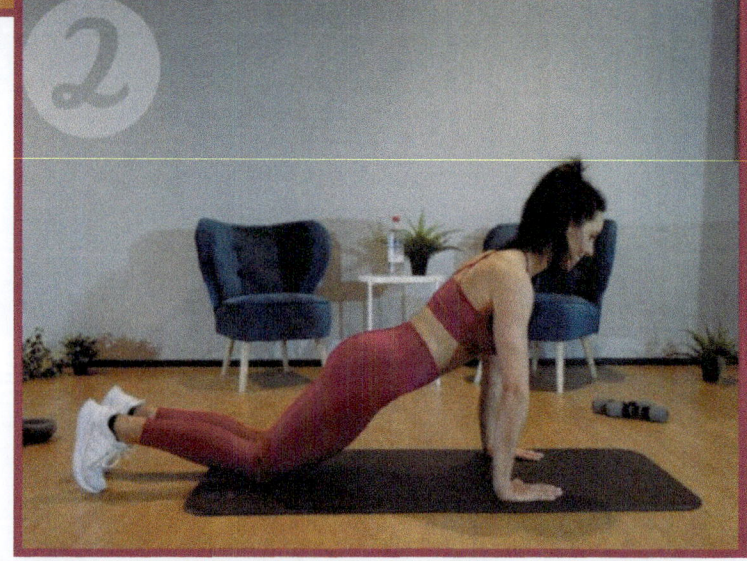

Über Kopf drücken

(Overhead Press)

Wähle zwei leichte Gewichte (kleine Hanteln, Wasserflaschen) und halte sie in Sichtweite neben Deinem Kopf. Hebe die Gewichte nun am Kopf vorbei über Dich. Strecke Deine Arme hier ganz durch.

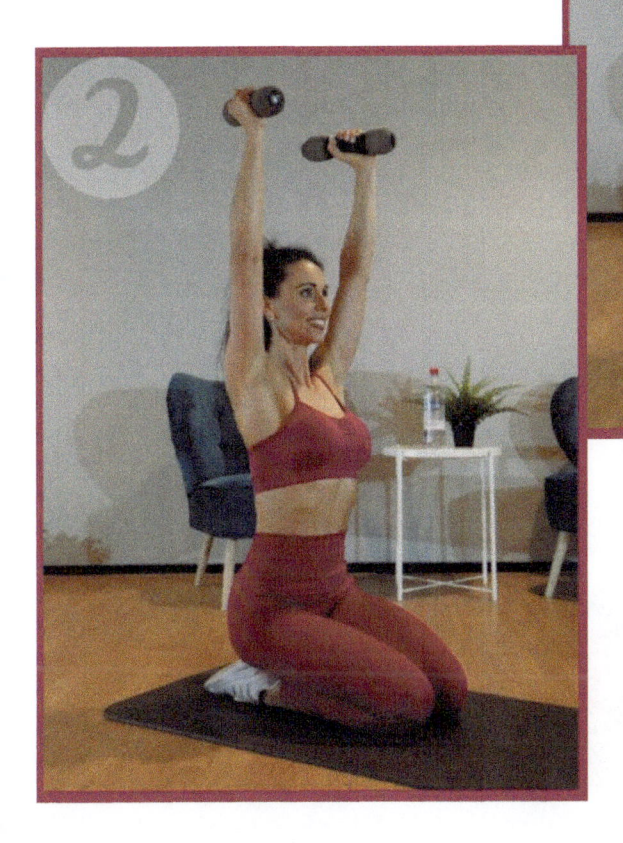

Trizepsdrücken im Stand

(Kickback)

Wähle ein leichtes Gewicht (kleine Hantel, Wasserflasche) und halte es gestreckt mit angewinkeltem Arm neben Deinem Körper. Mit dem anderen Arm lehnst Du Dich auf das gleichseitige Bein. Du streckst den Arm unter Last hier ganz nach hinten durch.

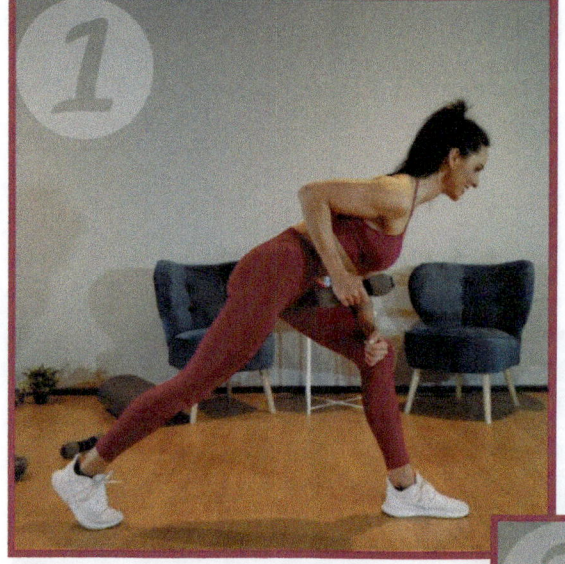

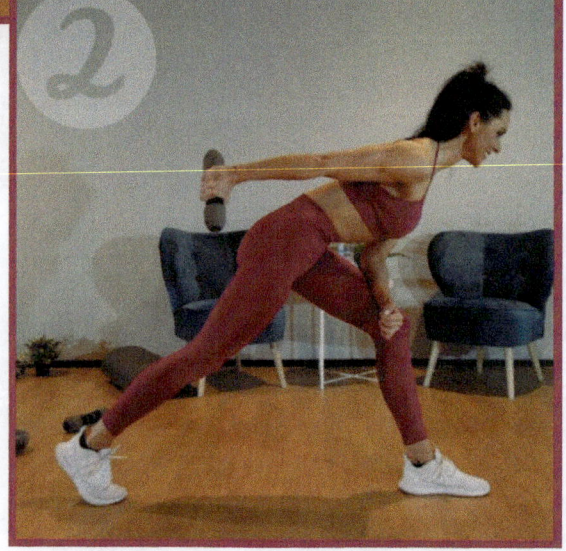

Luftboxen

(Boxing)

Du stehst im stabilen Ausfallschritt. Tätige abwechselnd explosive Boxbewegungen mit beiden Armen nach vorne. 10x Boxen zählt dabei als ein Durchgang.

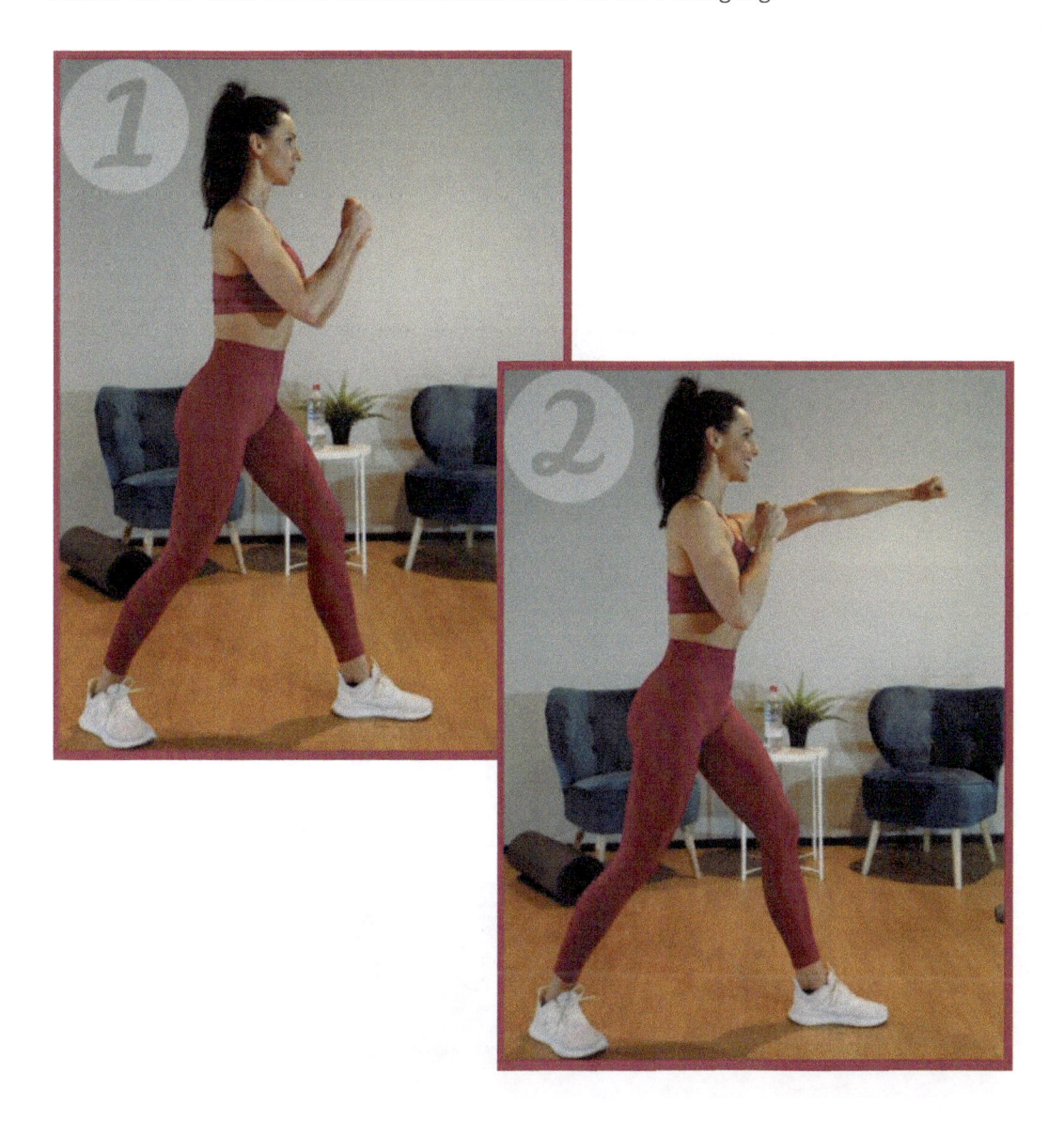

Hanteldrücken

(Light Press)

Du liegst mit angewinkelten Beinen auf dem Boden. Ein leichtes Gewicht (kleine Hanteln, Wasserflaschen) hältst Du vor Deiner Brust mit den Armen eng am Körper. Nun drückst Du die Gewicht nach oben aus.

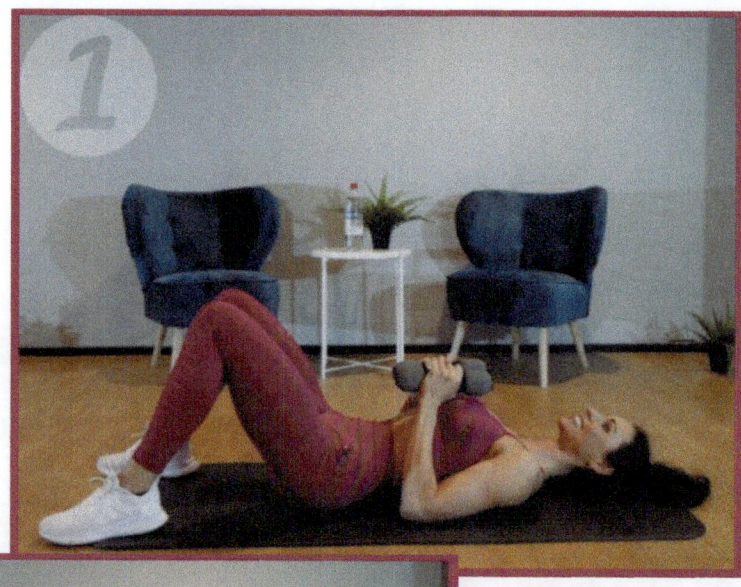

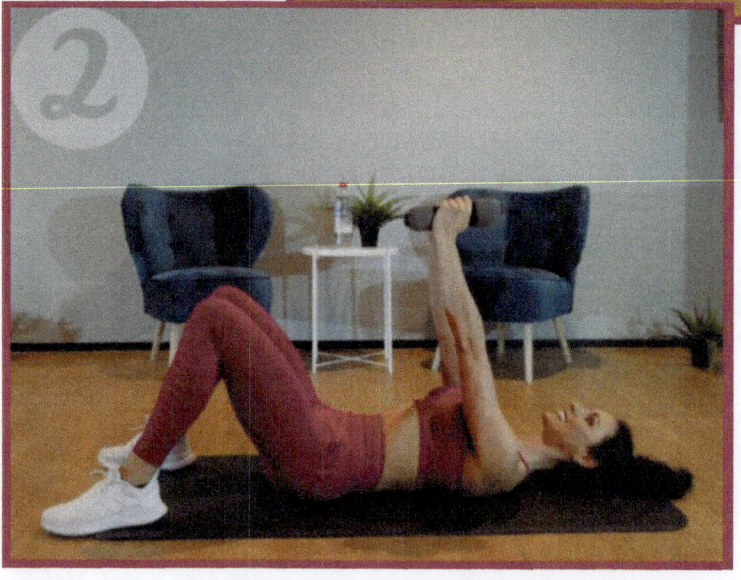

Trizepsdrücken im Liegen

(French Press)

Du liegst mit angewinkelten Beinen auf dem Boden. Ein leichtes Gewicht (kleine Hanteln, Wasserflaschen) hältst Du über Deinen Kopf hinweg mit den Armen eng am Körper. Nun drückst Du die Gewicht nach vorne in die Streckung der Arme.

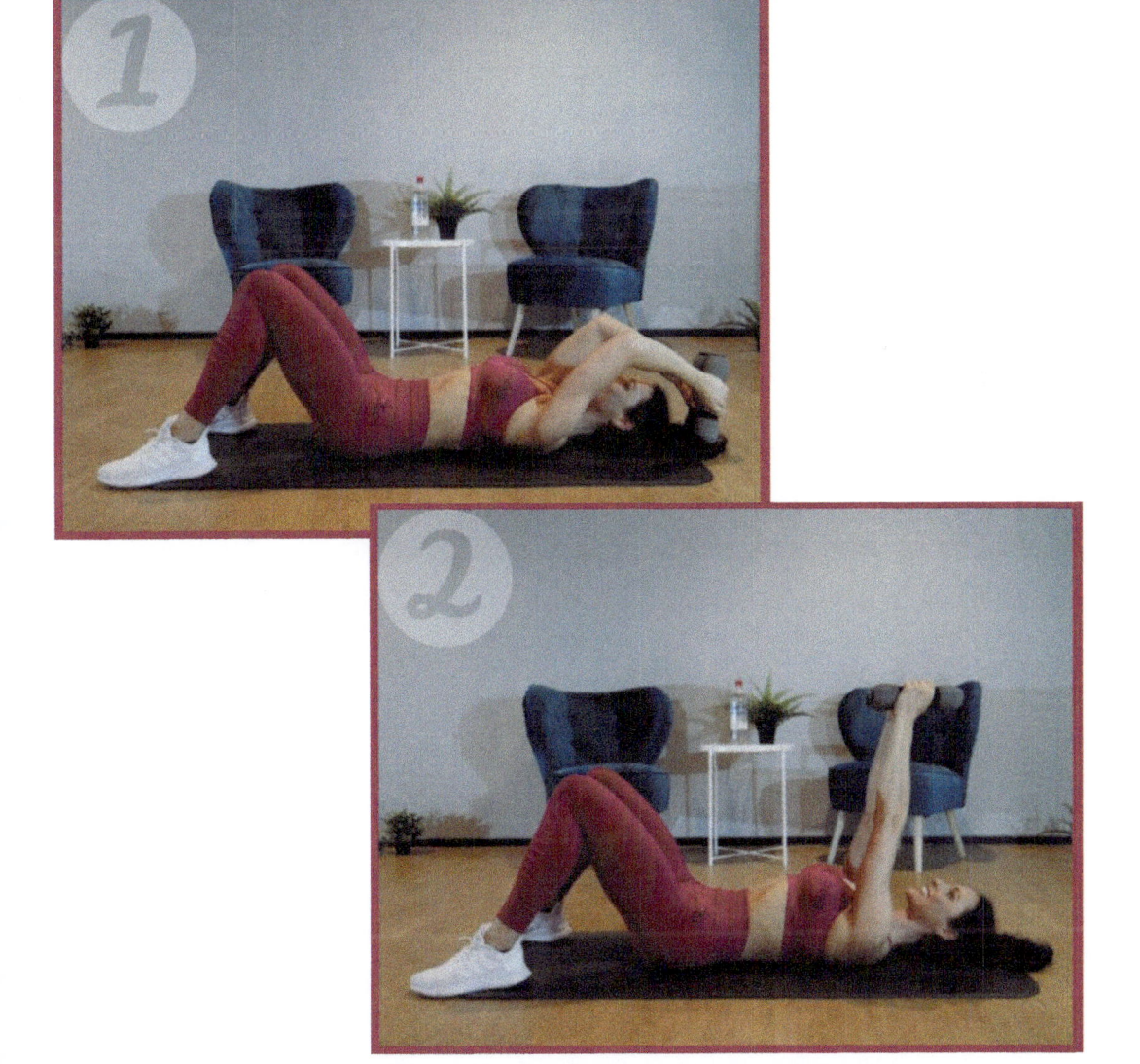

Gym Workout

Fitnessstudios oder Gyms bieten Dir eine Vielzahl an Trainingsmöglichkeiten und Equipment, das Dir nirgends sonst zur Verfügung steht. Ich bin der Meinung, dass Du im Gym immer bessere Erfolge erzielen kannst als woanders. Häufig gehen Menschen auch wegen der zahlreichen sozialen Kontakte in ein Gym. Dort entstehen echte Gemeinschaften und auch Freundschaften. Suchst Du nach einer motivierten Trainingspartnerin, kannst Du hier fündig werden. Ich selbst trainiere nur im Gym.

(Mein Geheimtipp: Willst Du Deine Übungsauswahl übrigens verdoppeln, kannst Du dies hier einfach tun: Alle Home-Übungen sind natürlich auch in Deinem Gym möglich!)

Vorgehensweise:

Im Gym ist es ratsam, eine Maschine oder ein Fitnessgerät in mehreren Sätzen hintereinander zu bewältigen. Erst wenn Du alle Arbeitssätze einer Übung abgearbeitet hast, wechselst Du Dein Trainingsgerät. Dazwischen machst Du immer eine kurze Pause. Die Pause einer Übung sollte 60 Sekunden nicht übersteigen.

(Mein Tipp: Benutze Deinen Smartphone Timer)

Dein Workout sieht also wie folgt aus:

1. Übung
    - Set 1
    - Pause: 60 Sekunden
    - Set 2
    - Pause: 60 Sekunden
    - Set 3
2. Übung
    - Set 1
    - Pause: 60 Sekunden
    - Set 2
    - Pause: 60 Sekunden
    - Set 3
    - …usw…
8. Übung
    - Set 1
    - Pause: 60 Sekunden
    - Set 2
    - Pause: 60 Sekunden
    - Set 3

Wähle nun erneut Deine 8 Übungen aus, mit denen Du beginnst. Mir ist nach wie vor wichtig, dass Du Dich mit Deinem Körper beschäftigst. Finde heraus was Dir leicht fällt oder ob Dir etwas Beschwerden bereitet. Das ist die Basis für Deinen langfristigen Erfolg! Bei mir bekommst Du keinen 08/15 – Plan, sondern das Beste nur für Dich.

Deine Rep - Range

Wie viele Wiederholungen Du pro Set tätigst, hängt von Deinem Trainingstand ab. Trainierst Du 0-3 Monate wählst Du 15-20 Wiederholungen (Reps). Dies gewöhnt Deine Muskulatur an die neuen Reize und macht sie fester.

Nach 3 Monaten verringerst Du Deine Deine Rep – Range auf 12-15 Wiederholungen. Nun straffst Du durch die gezielte Kräftigung Deine Problemzonen effektiv!

> **Rep Range:**
> Die Rep – Range bezeichnet den Wiederholungsbereich, in den Du ein Set Deiner Übung ausführst. Sie gibt Dir die Möglichkeit Dich langsam zu verbessern: Dein Fortschritt ist mir wichtig, da Dein Körper sich mit effektiven Workouts schnell anpasst und Du nicht mehr vorankommst.

Ein Beispiel für die Rep-Range von 15-20 Reps

Step 1: Du beginnst anfangs mit einem Trainingsgewicht (Maschine oder Hantel), dass Du 15x pro Set bewältigen kannst.

Step 2: Nun versuchst Du Dich wöchentlich (Hauptsache regelmäßig!) zu steigern: Erst 16 Reps pro Set, dann 17, 18, 19 usw.

Step 3: Knackst Du 20 Reps pro Set, erhöhst Du die Woche darauf das Gewicht und beginnst wieder mit 15 Reps pro Set von vorne.

So wirst Du kontinuierlich und ohne Mühen besser!

Gym Warm Up

Deine Erwärmung im Gym kannst Du auf Deine vorhandenen Möglichkeiten natürlich gerne ausweiten.

Meine Empfehlung:

1. 5-10 Minuten lockeres Aufwärmen auf einem Cardiogerät, z.B.
    a. Crosstrainer
    b. Laufband
    c. Radergometer
    d. Stepper
    e. Rudergerät

   Dabei solltest Du Dich ganz locker unterhalten können: Dann bist Du im richtigen Warm Up – Modus und überanstrengst Dich nicht.

2. Beginnt Dein Workout mit einer (für Dich) schweren Übung, näherst Du Dich in 2 Warm Up – Sets langsam an Dein eigentliches Trainingsgewicht heran, bevor Du mit dem ersten Set beginnst.

So bist Du bestens vorbereitet und Deiner Gesundheit und Figur kann nichts mehr im Weg stehen!

Bauch @ Gym

Ausrollen

(Ab Roll Out)

Du benötigst eine kleine Hantelstange mit 2 kleinen, drehbaren Scheiben. Knie Dich in die Anfangsposition und rolle Dich mit gestrecktem Körper und Armen soweit vor, wie es Dir möglich ist. Danach ziehst Du Dich mit Deiner Bauchmuskulatur erneut in die Anfangsposition. (Ein gefaltetes Handtuch unter den Knien erleichtert Dir die Übung)

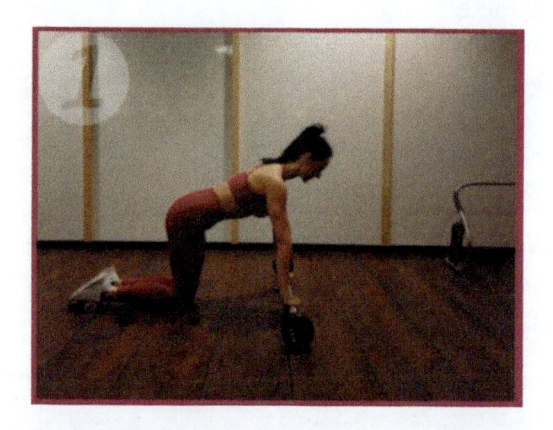

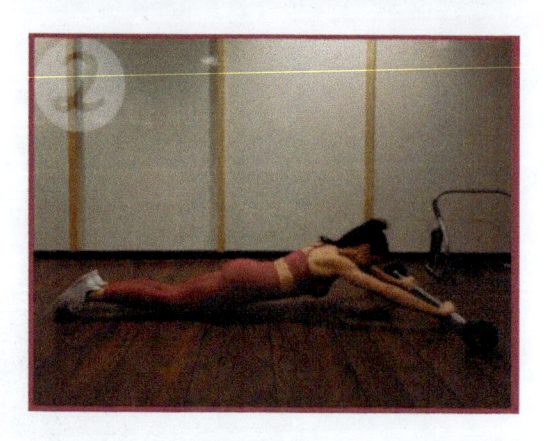

Crunch am Kabelturm

(Cable Crunch)

Knie Dich mit Blickrichtung weg von einem hohen Kabelzug. Wähle einen Griff, der Dir bequem erscheint. Ziehe nun mit Deinem Oberkörper das Gewicht in Richtung Deines Bauchs.

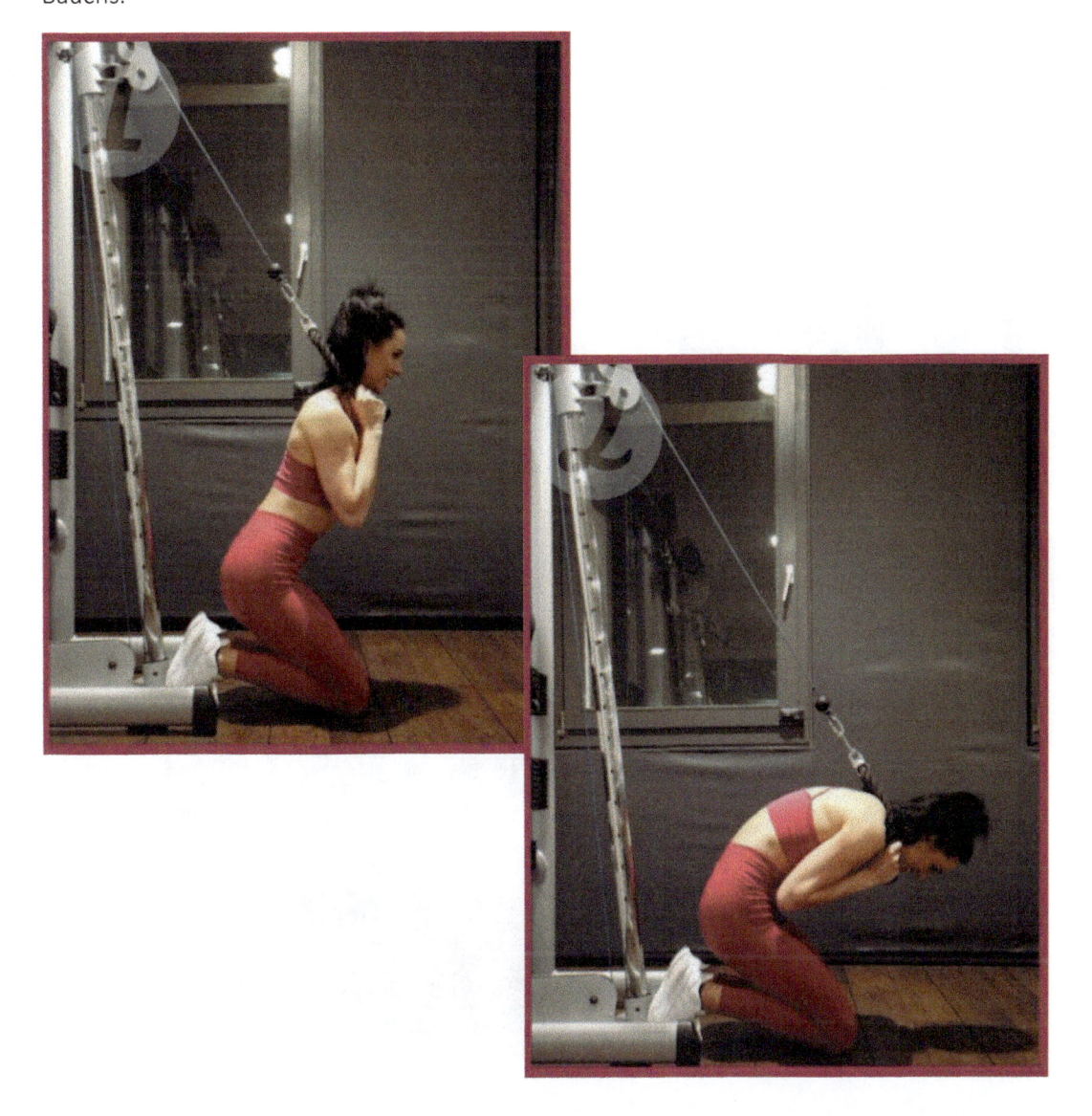

Bauchmaschine

(Machine Abs)

Stelle das Gerät auf Deine Körpermaße ein. Klappe nun den Oberkörper und den Unterkörper zusammen – wie ein Taschenmesser. Dein gewähltes Gewicht und eine saubere Ausführung entscheiden Deinen Erfolg.

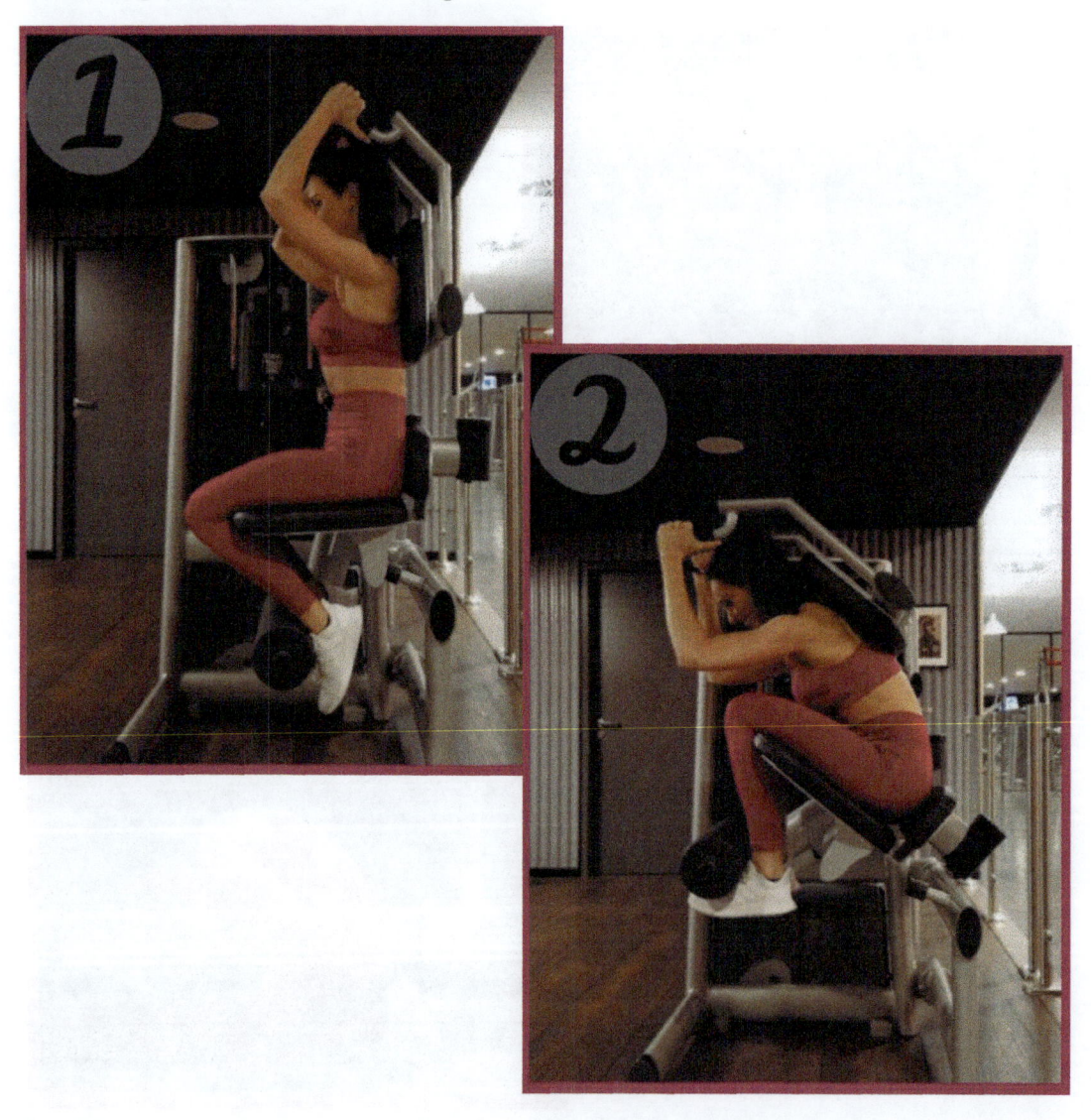

Seitliche Drehung

(Russian Twist)

Wähle ein komfortables Gewicht für Deine Hand (z.B. Hantelscheibe, Softball oder Kettlebell). Nun bring Deinen Rumpf unter Spannung, in dem Deine Fersen und Dein Gesäß en Boden berühren. Bewältige nun das Gewicht von der einen auf die andere Körperseite. (Steigerung: Zähle nur Wiederholungen, bei denen Du mit Deinem Hilfsgewicht den Boden antippst)

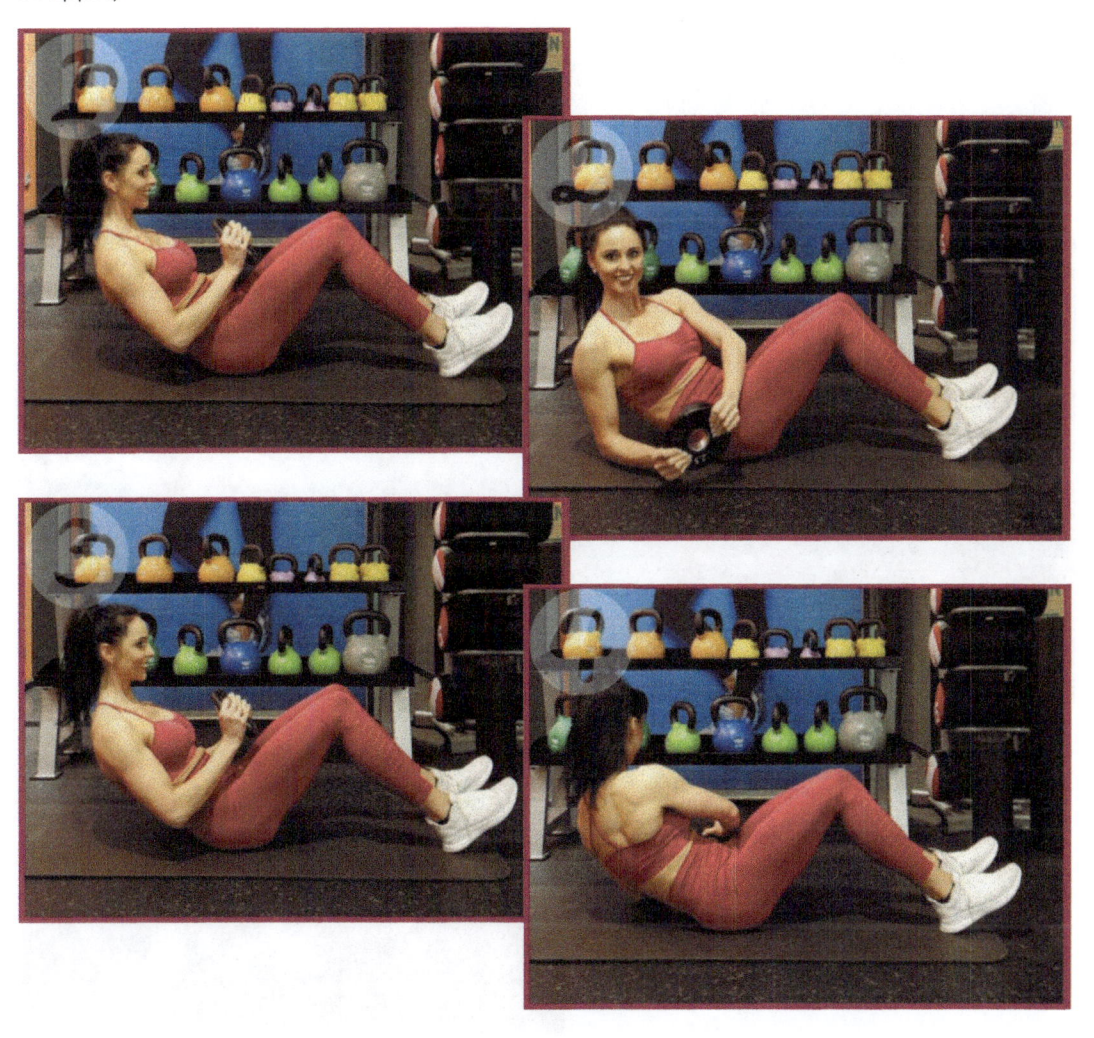

Holzfäller

(Woodchopper)

Du hältst einen Seilgriff vom hohen Kabelzug mit gestreckten Armen. Führe Deine Hände nun mit den gestreckten Armen vor dem Körper vorbei auf die andere Seite – von oben nach unten.

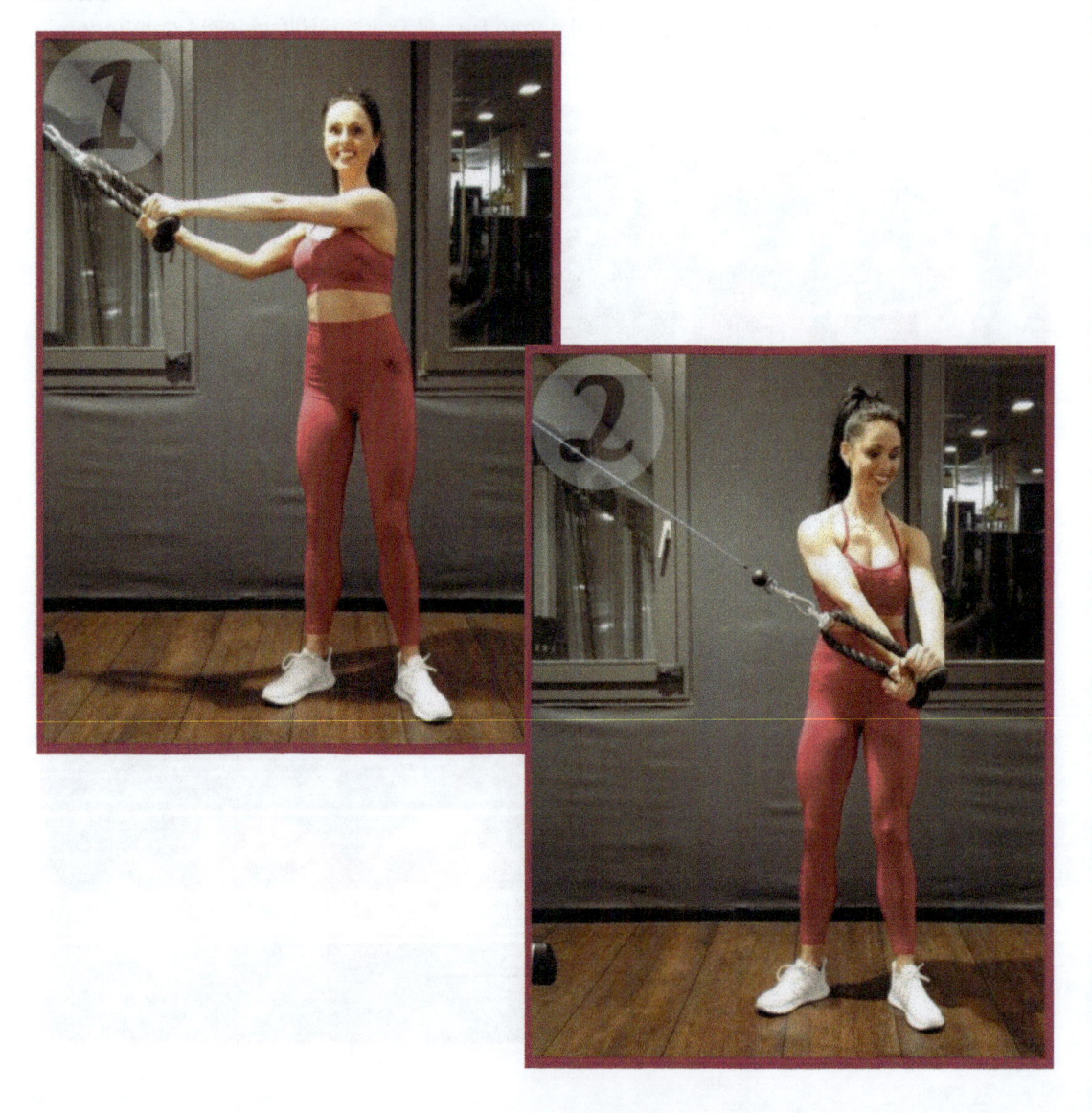

Beinziehen am Sling

(Sling Leg Pull)

Lege Deine Füße in die beiden Schlaufen eines Sling Trainers. Nimm eine Liegestützposition ein. Ziehe beide Knie Richtung Bauch. Der Rücken darf hier gerne einrunden.

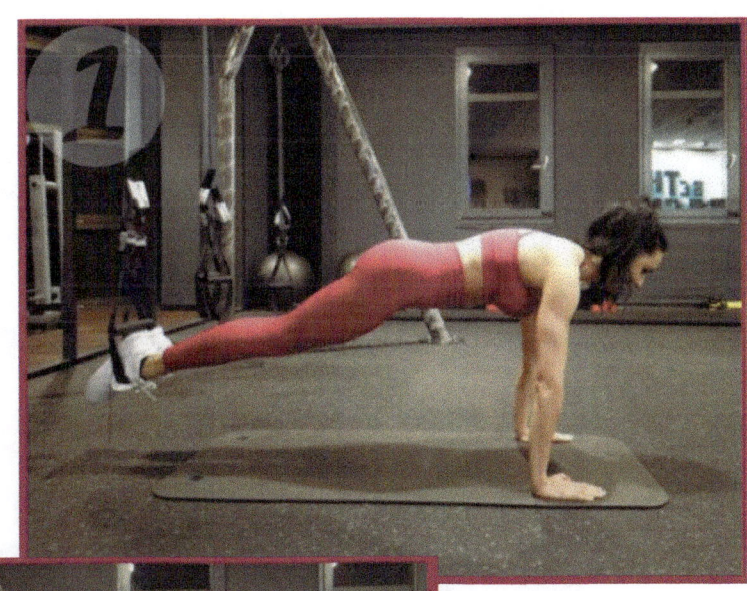

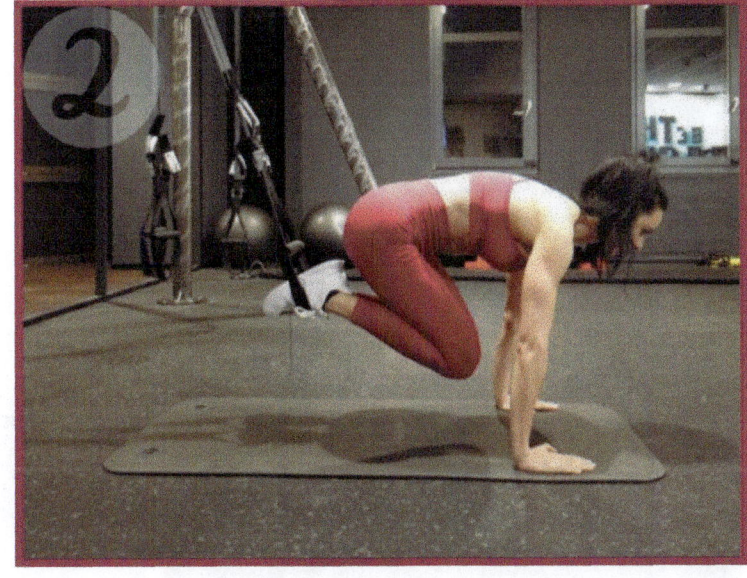

Crunch mit Vorspannung

(Extended Crunch)

Du liegst auf einem Trainingsball. Füße berühren ganz den Boden, Deine Hände stützen Deinen Kopf. Du beugst Deinen Oberkörper nach vorne, soweit es der Ball zulässt.

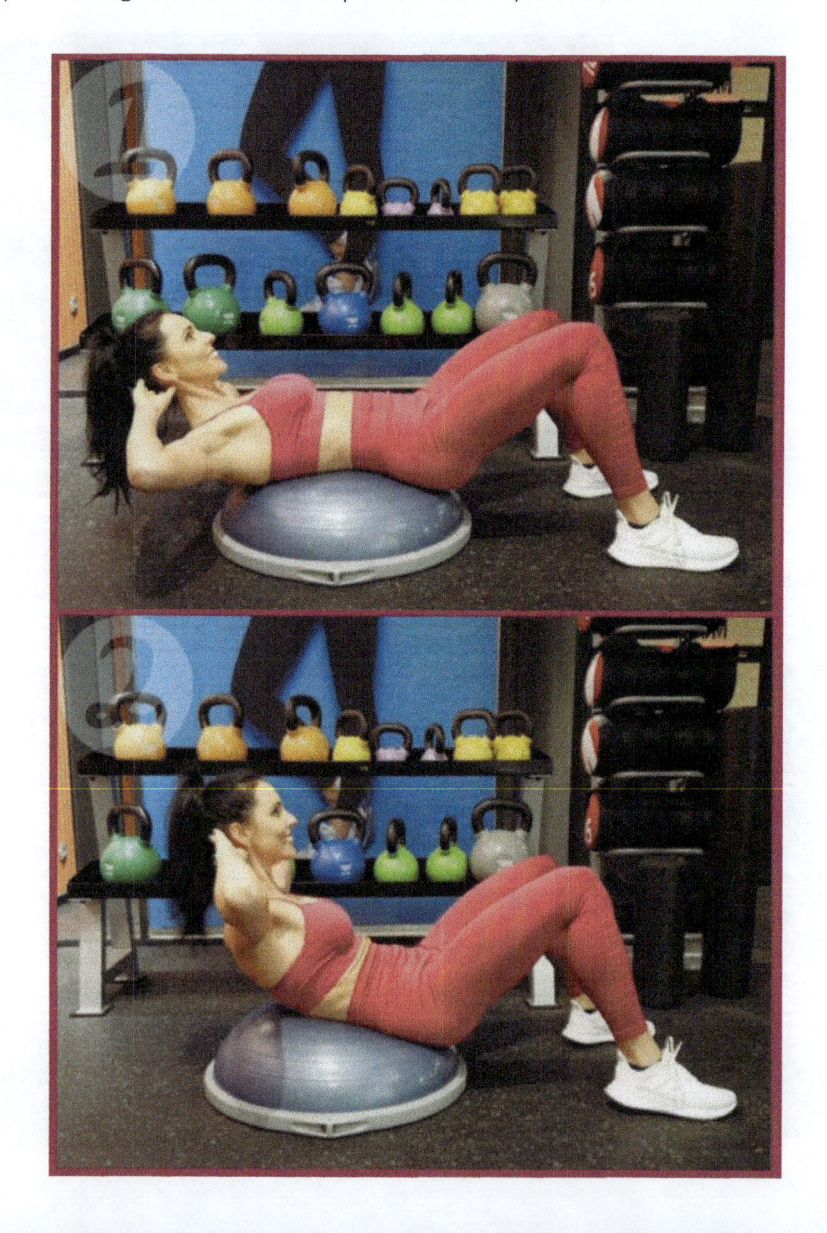

Beinheben am Gerät

(Leg Lift)

Du stützt Dich auf die Polster und lässt Deine Beine nach unten hängen. Du hebst Deine Beine nach oben zur Decke. Dabei versuchst Du, mit den Knien so hoch zu kommen wie es Dir möglich ist. Dabei winkeln Deine Beine natürlich ein.

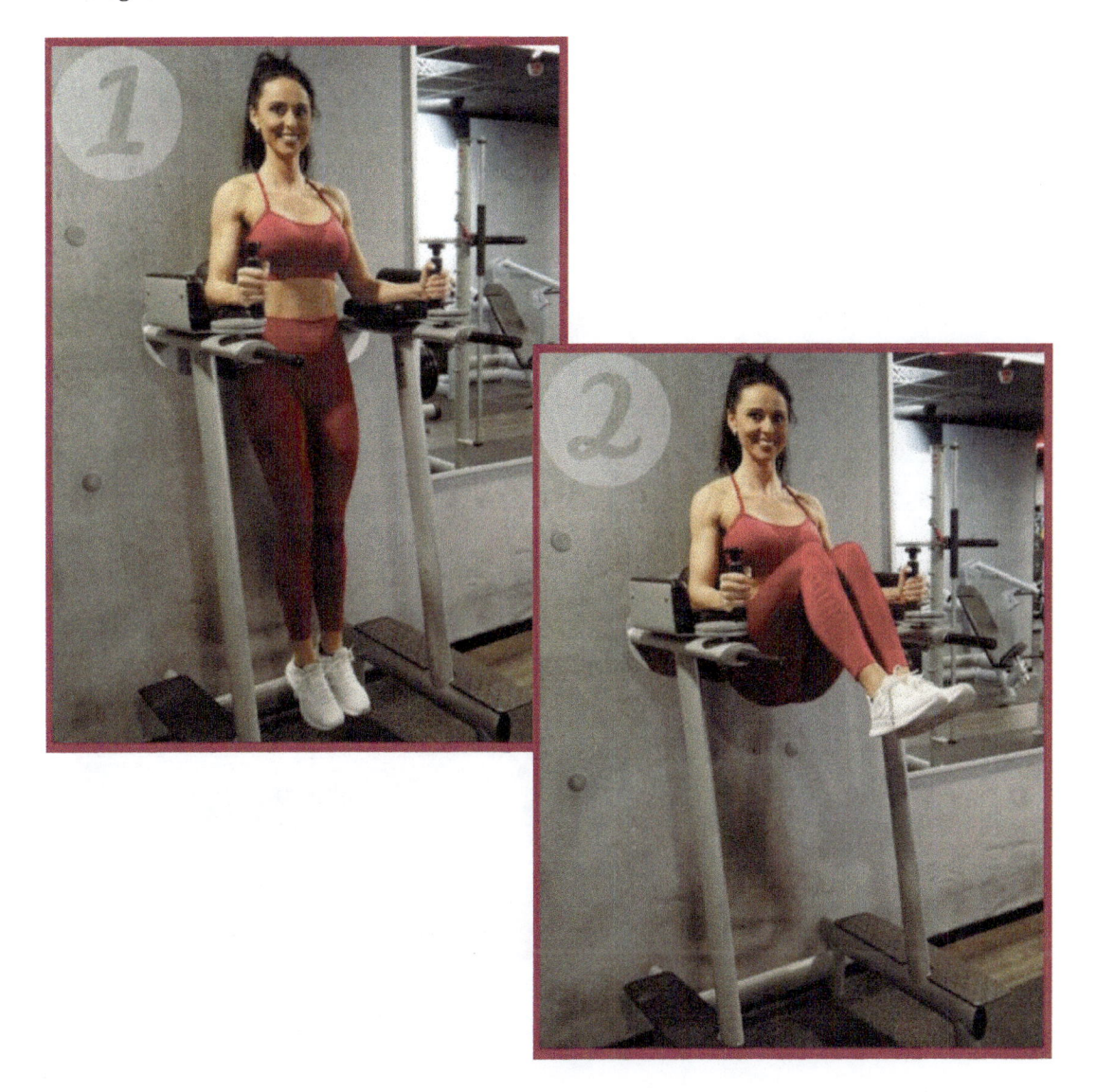

Beine @ Gym

Gestrecktes Kreuzheben

(Stiff legged Deadlift)

Halte eine Langhantel vor Deinem Körper. Senke das Gewicht langsam ab, während sich Deine Hüfte nach hinten schiebt. Deine Knie winkeln sich dabei nur ganz leicht an. Dein Rücke bleibt gerade. Das Gewicht berührt nicht den Boden.

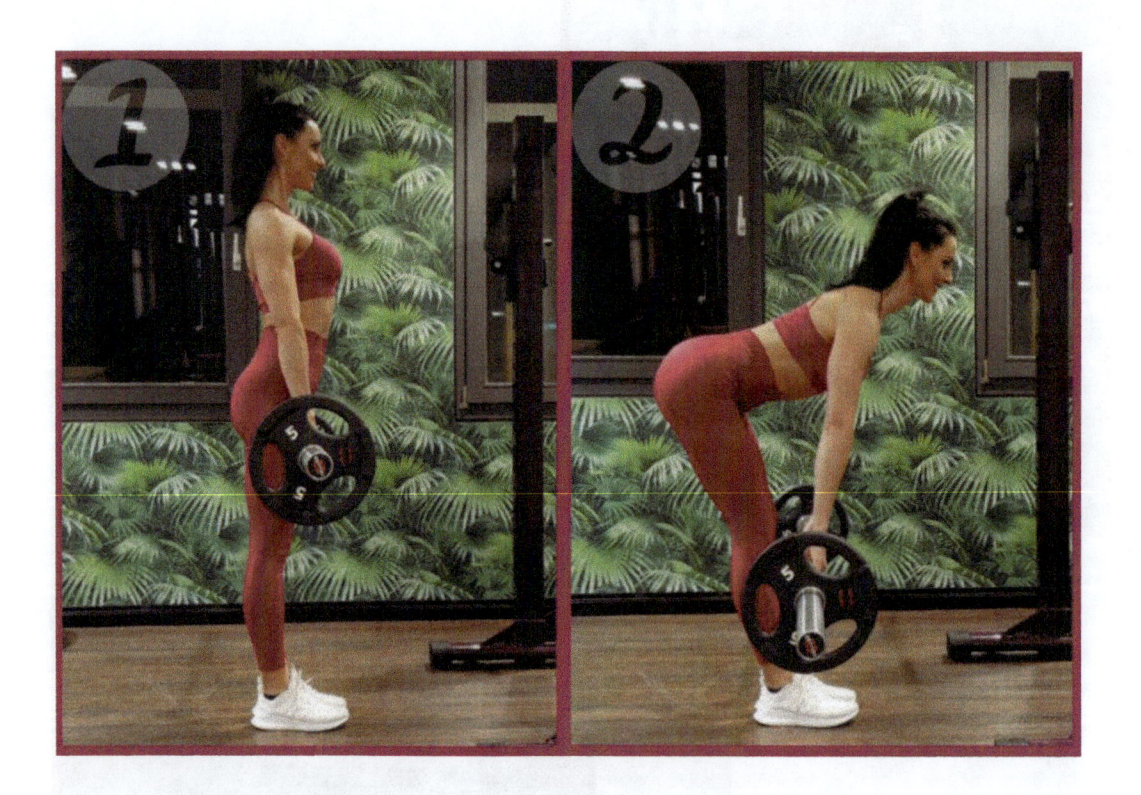

Liegender Beincurl

(Machine Ham Curl)

Stelle das Gerät auf Deine Körpermaße ein. Halte beide Beine eng zusammen. Ziehe nun den Bewegungsarm der Maschine an Dein Gesäß heran.

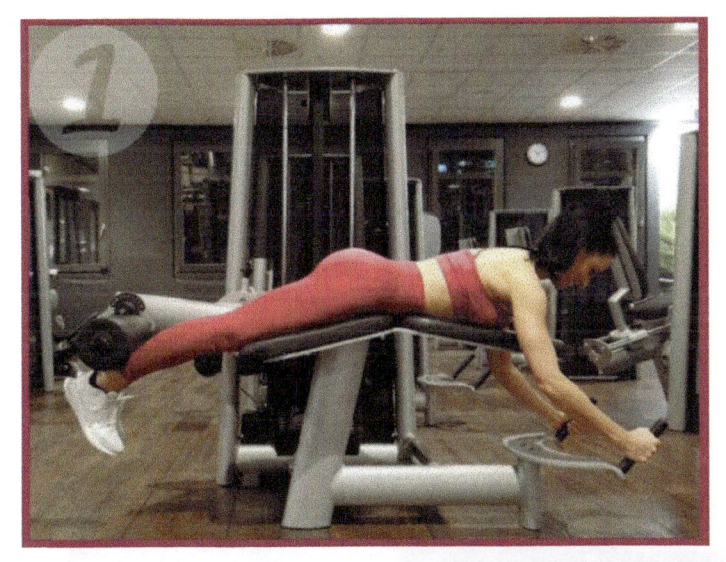

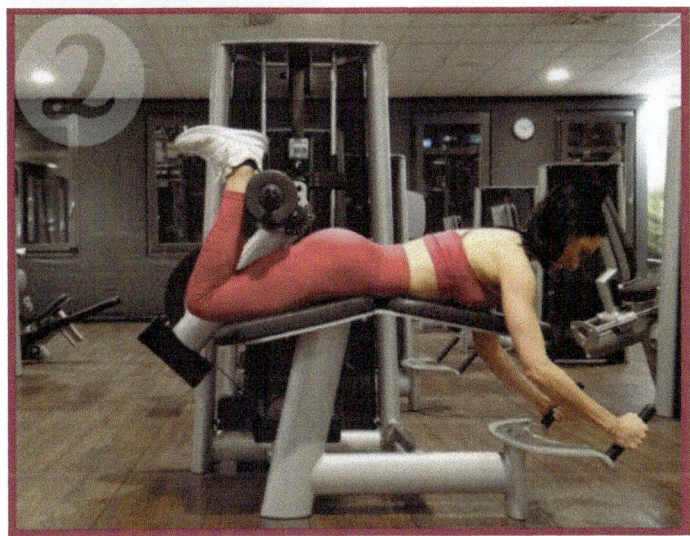

Sitzender Beinstrecker

(Leg Extension)

Stelle das Gerät auf Deine Körpermaße ein. Drücke den Bewegungsarm der Maschine ganz nach oben, bis Deine Beine ganz gestreckt sind.

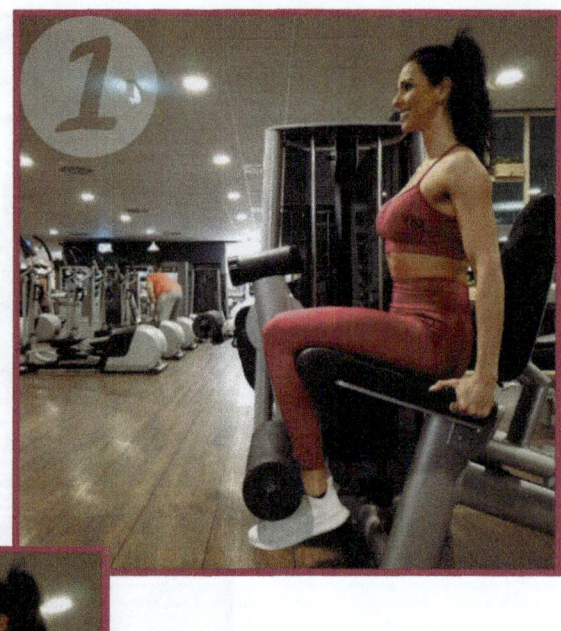

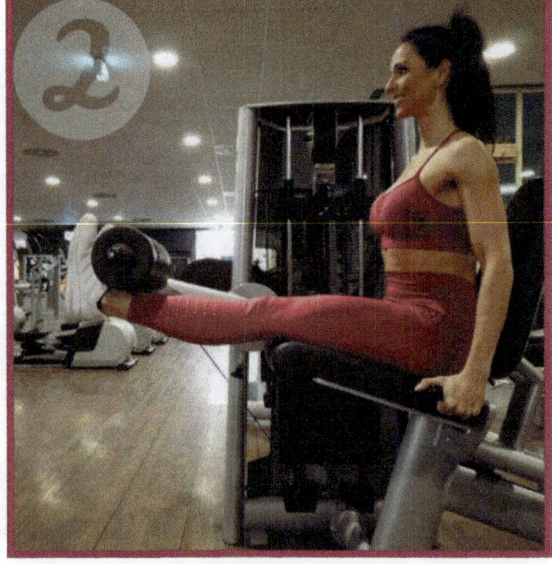

Beinpresse

(Leg Press)

Stelle das Gerät auf Deine Körpermaße ein. Drücke die Plattform, auf der Deine Füße stehen weg von Dir. Lasse die Knie dabei immer leicht angewinkelt.

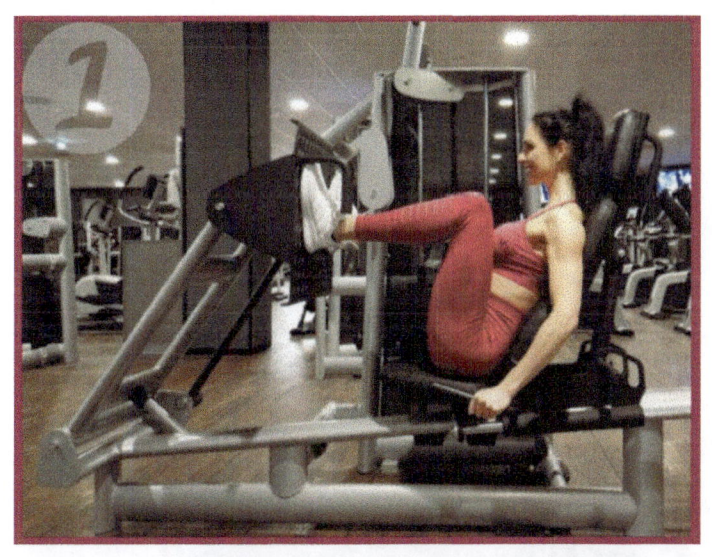

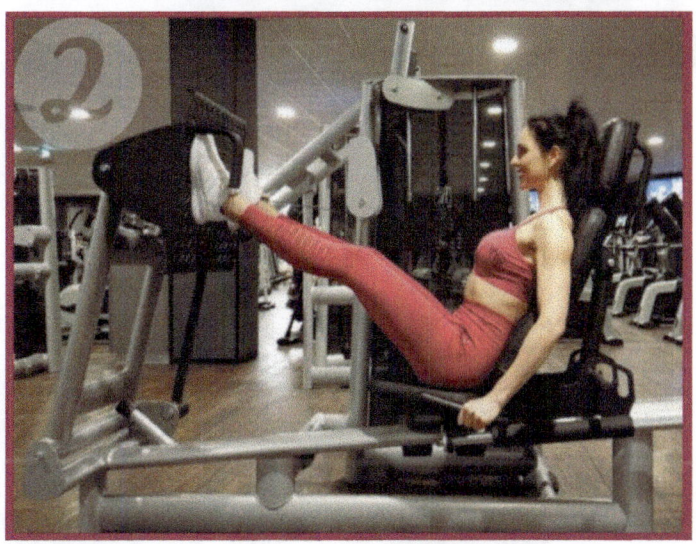

Adduktion

(Machine Adduction)

Stelle das Gerät auf Deine Körpermaße ein. Deine Hände greifen sich vor Deinem Körper. Drücke beide Bewegungsarme mit der Innenseite der Oberschenkel aufeinander zu, bis sie sich berühren.

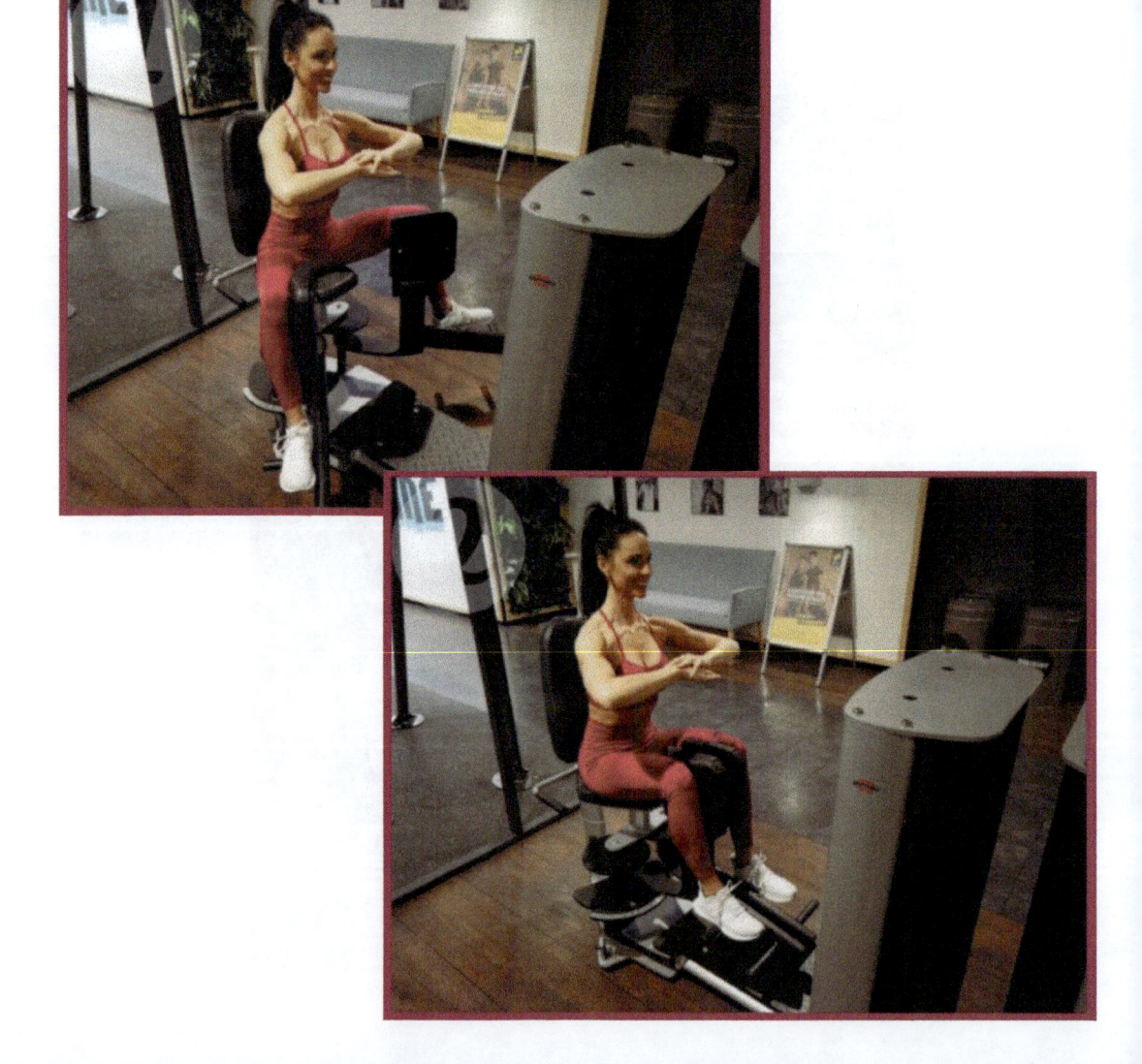

Hyperextension

(Hyperextension)

Stelle das Gerät auf Deine Körpermaße ein. Deine Hände verschränkst Du vor dem Körper. Beuge aus gestreckter Position Deinen geraden Rücken zum Boden und wieder zurück.

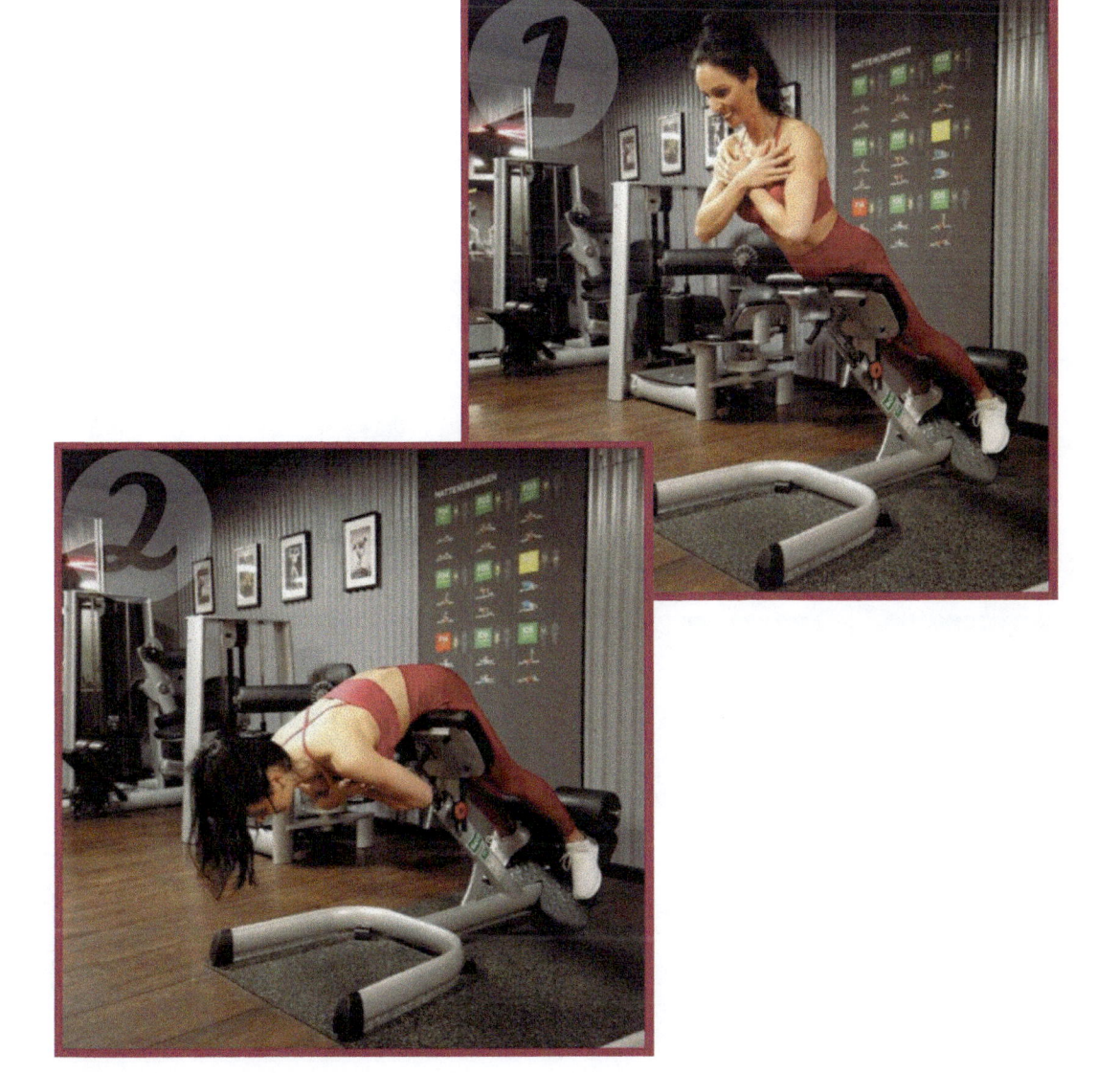

Kurzhantel Kniebeuge

(Goblet Squat)

Du stehst mit abgespreizten Füßen schulterbreit und stabil. Du hältst eine Kurzhantel vor Deinem Körper. Gehe nun in die Hocke, soweit die Füße noch mit der gesamten Sohle den Boden berühren. Drücke Dich nun nach oben.

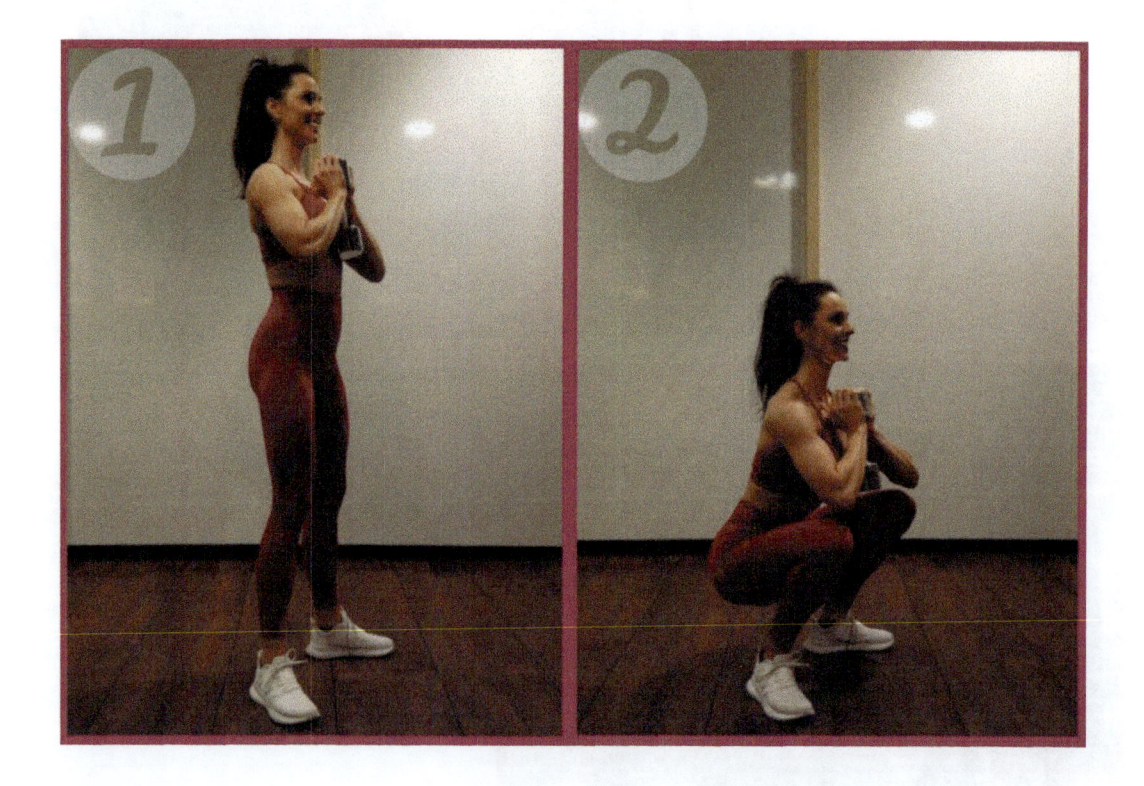

Kniebeuge am Sling

(Sling Squat)

Du stehst mit abgespreizten Füßen schulterbreit und stabil. Du hältst den Sling mit gestreckten Armen. Gehe nun in die Hocke, soweit die Füße noch mit der gesamten Sohle den Boden berühren. Drücke Dich nun nach oben. (Tipp: Hier fällt es besonders leicht, den Rücken gerade zu halten)

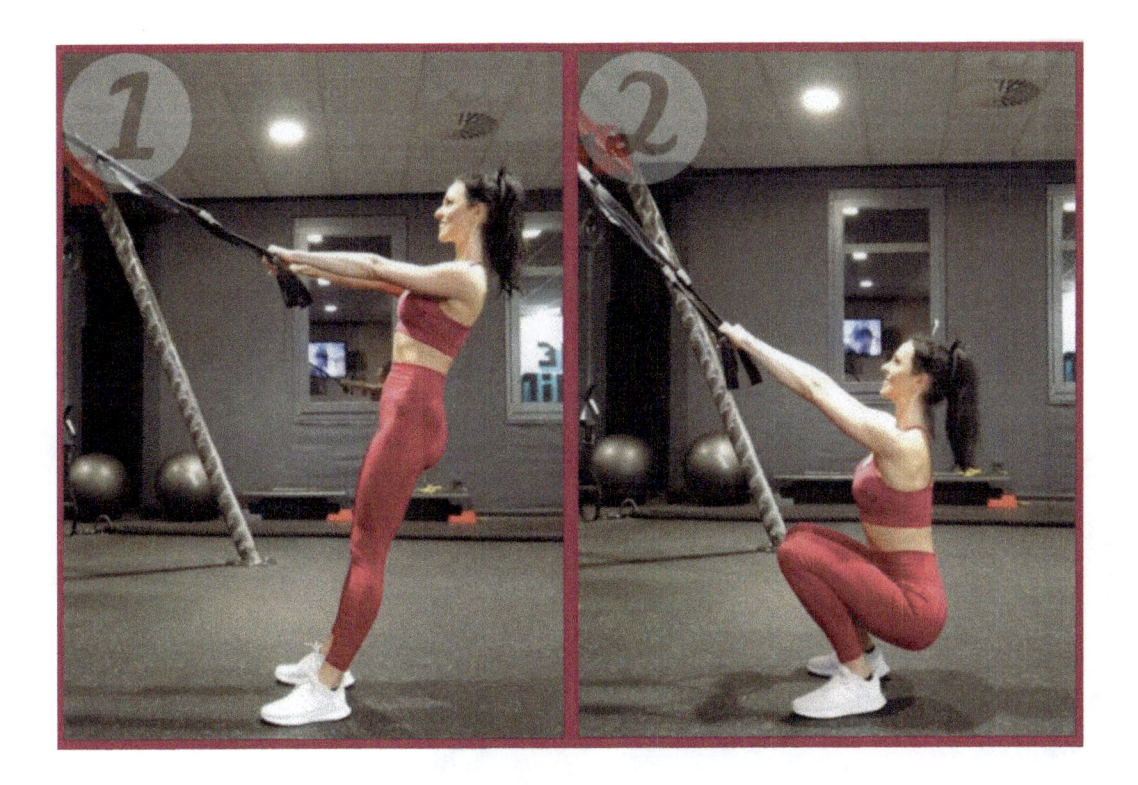

Po @ Gym

Hüftstreckung

(Hip Thrust)

Positioniere Dich mit einer Langhantel vor und den Schultern auf einer Bank. (Tipp: Ein Handtuch um die Stange fühlt sich komfortabler an) Nun drückst Du das Gewicht mit Deinem Po nach oben, bis Deine Hüfte gestreckt ist. (Tipp: Hole mehr aus der Übung, indem Du am obersten Punkt die Pobacken zusammenkneifst)

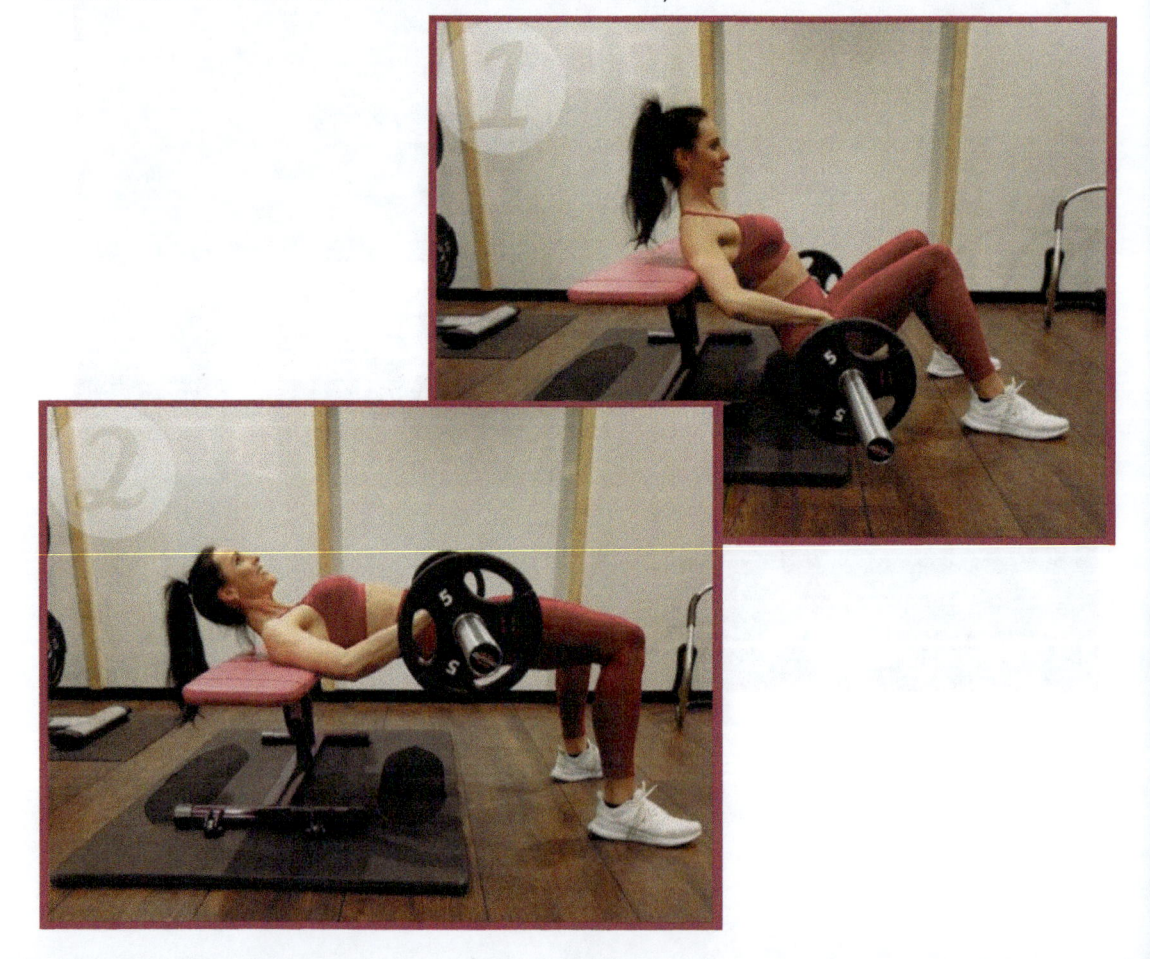

Abduktion

(Machine Abduction)

Stelle das Gerät auf Deine Körpermaße ein. Deine Hände greifen sich vor Deinem Körper. Drücke beide Bewegungsarme mit der Außenseite der Oberschenkel auseinander zu, soweit es Dir möglich ist.

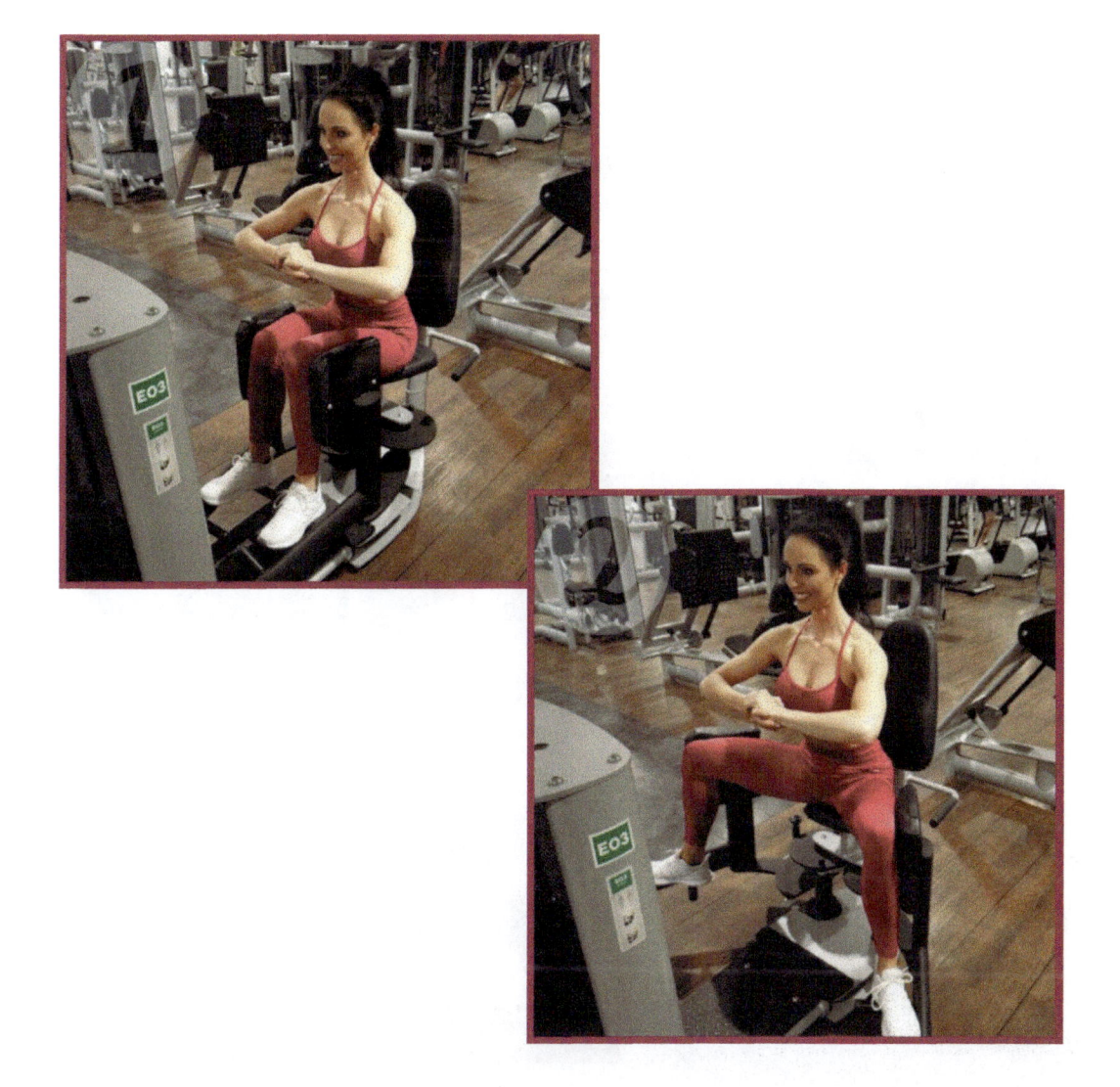

Gesäß Abduktion

(Glute Abduction)

Stelle das Gerät auf Deine Körpermaße ein. Drücke das Gewicht so weit nach hinten wie es Dir möglich ist, ohne den Körper von der Lehne abzuheben.

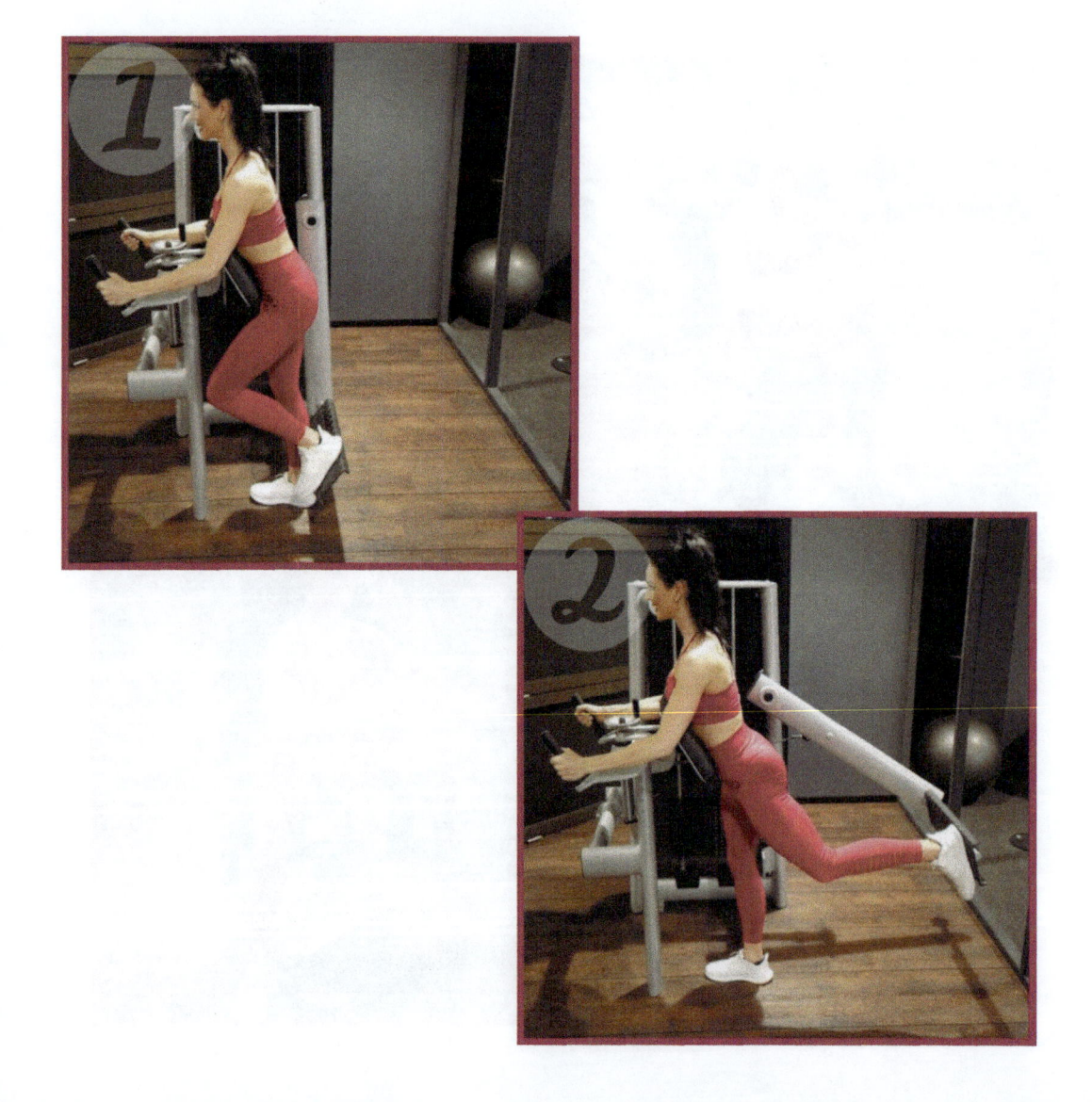

Kabelzug Abduktion

(Glute Kickback)

Lehne Dich nach vorne, um Dich optimal fixieren zu können. Führe nun das gestreckte Bein in eine Linie mit Deinem Oberkörper nach hinten.

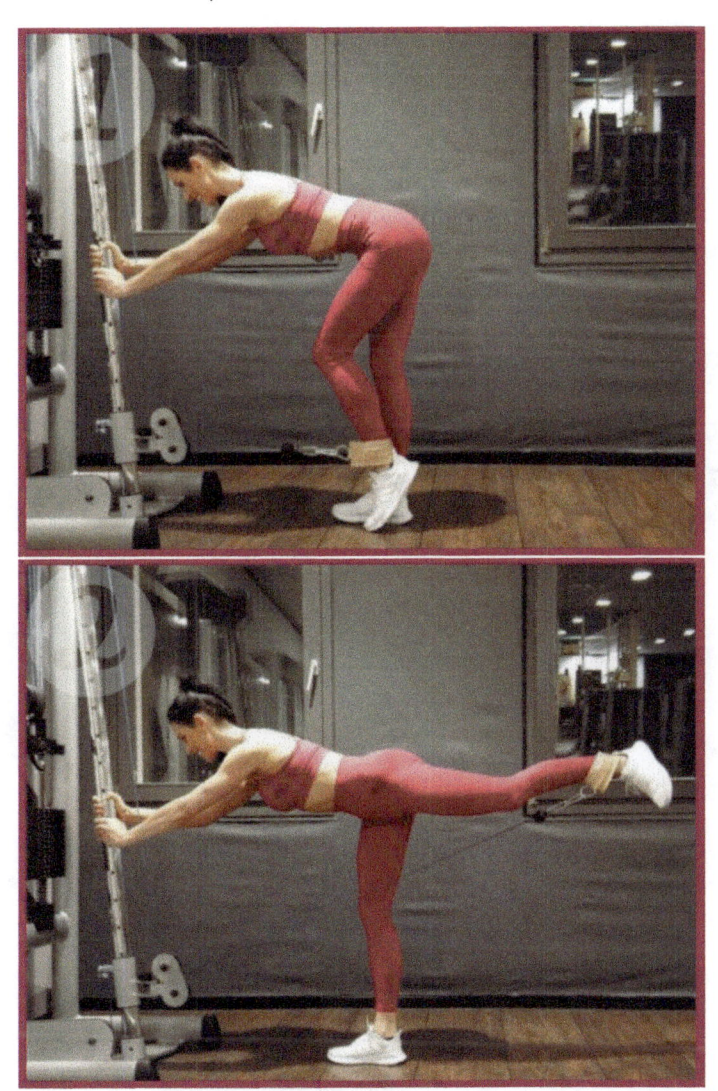

Kreuzheben

(Deadlift)

Eine Langhantel liegt vor Dir auf dem Boden. Hebe sie mit geradem Rücken auf und strecke Deine Hüfte dabei nach vorne. (Tipp: Hole mehr aus der Übung, indem Du im Stand die Pobacken zusammenkneifst)

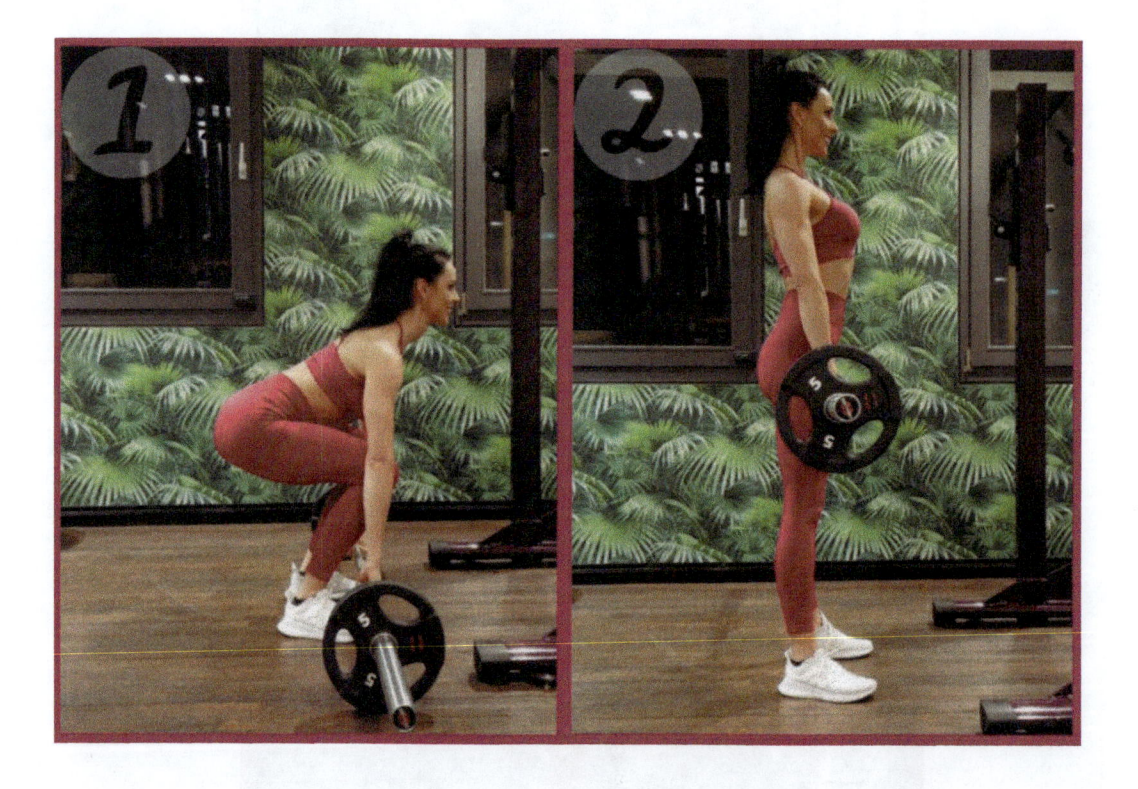

Frontkniebeuge

(Front Squat)

Du stehst mit abgespreizten Füßen schulterbreit und stabil. Vor dem Körper hältst Du aufrecht eine Hantel. Gehe nun in die Hocke, soweit die Füße noch mit der gesamten Sohle den Boden berühren. Drücke Dich nun nach oben. Der Rücken bleibt gerade.

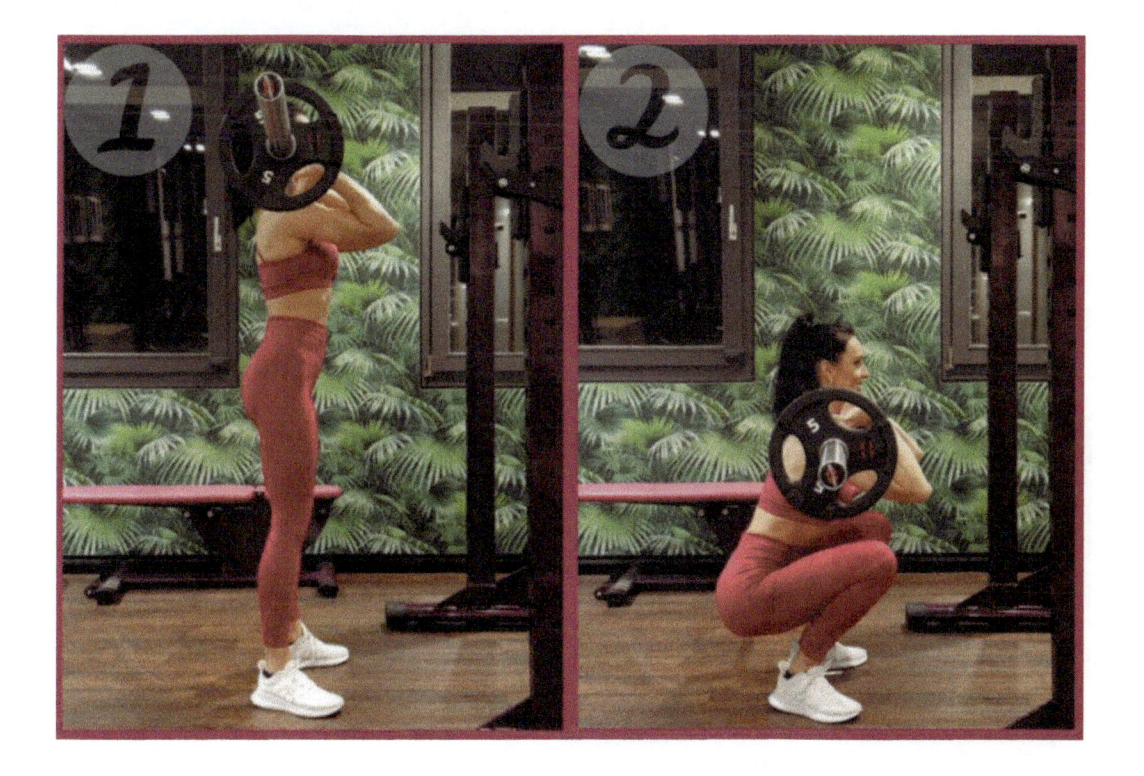

Kugelhantel Schwingen

(Kettlebell Swing)

Du stehst mit abgespreizten Füßen im ganz breiten Stand. Deine Hände greifen vor dem Körper eine Kettlebell. Gehe nun in die Hocke, soweit die Füße noch mit der gesamten Sohle den Boden berühren und hole mit der Kettlebell Schwung durch die Beine. Du beförderst sie explosiv vor dem Körper bis über den Kopf. Beim Ablassen bremst die Kettlebell und Du beginnst von vorne.

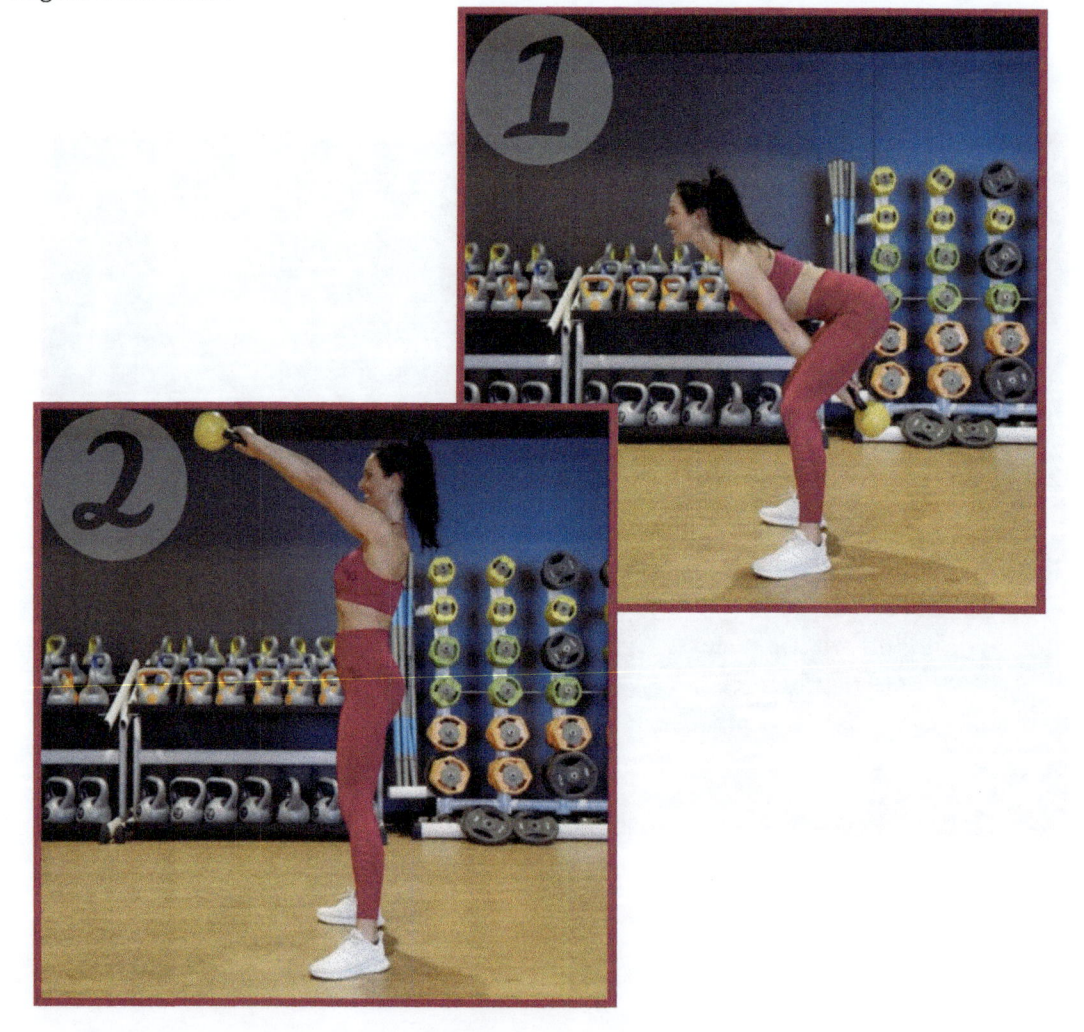

Tiefe Kniebeuge

(Wide Step Squat)

Du stehst mit abgespreizten Füßen im ganz breiten Stand auf 2 Steps (alternativ: jede andere Erhöhung). Deine Hände greifen vor dem Körper eine Kettlebell. Gehe nun tief in die Hocke, soweit die Füße noch mit der gesamten Sohle den Untergrund berühren und führe die Kettlebell in die Lücke. Nun drückst Du Dich mit geradem Rücken wieder nach oben.

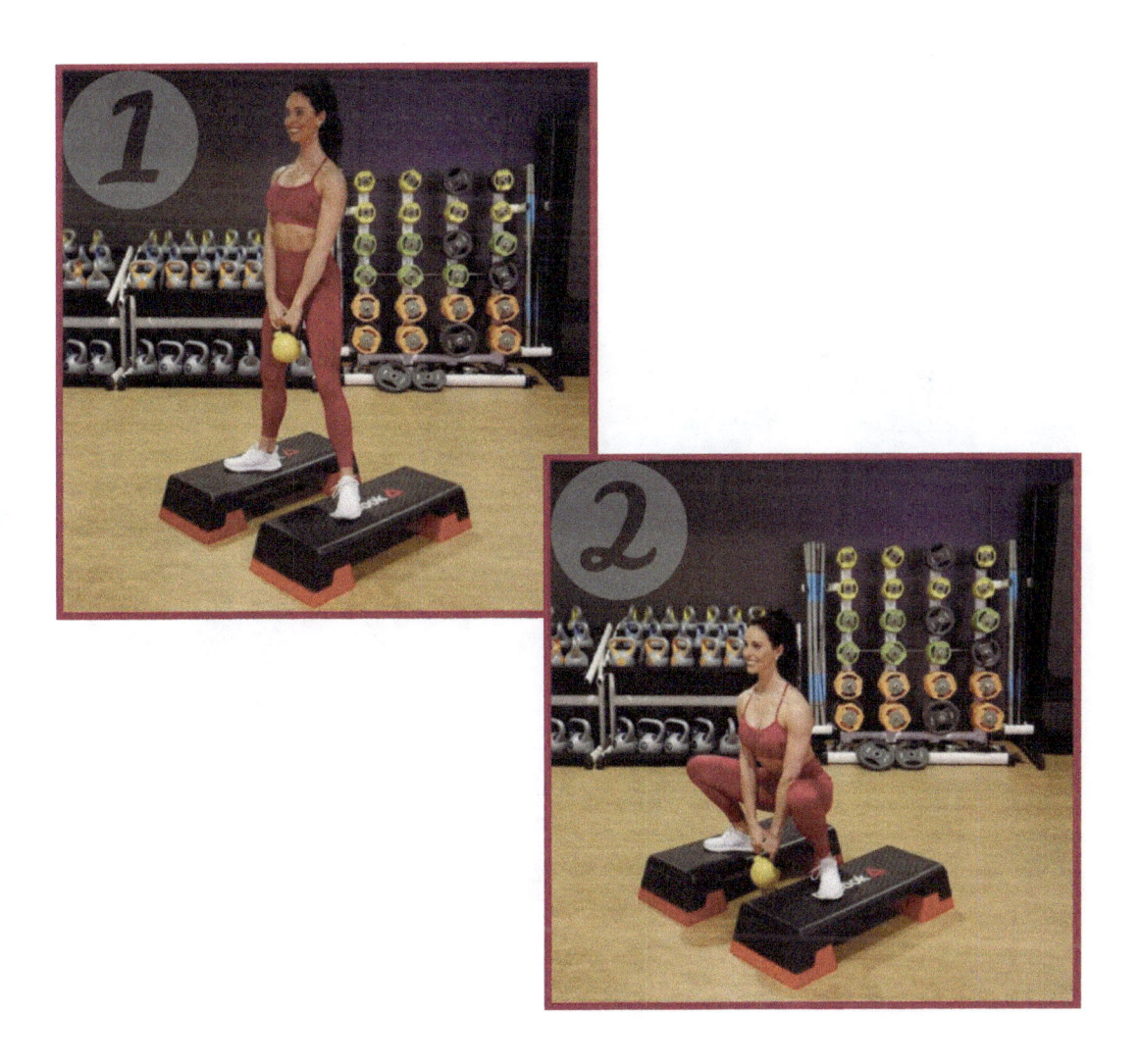

Arme @ Gym

Dipmaschine

(Machine Dip)

Stelle das Gerät auf Deine Körpermaße ein. Drücke die Lastarme nach unten in die volle Streckung.

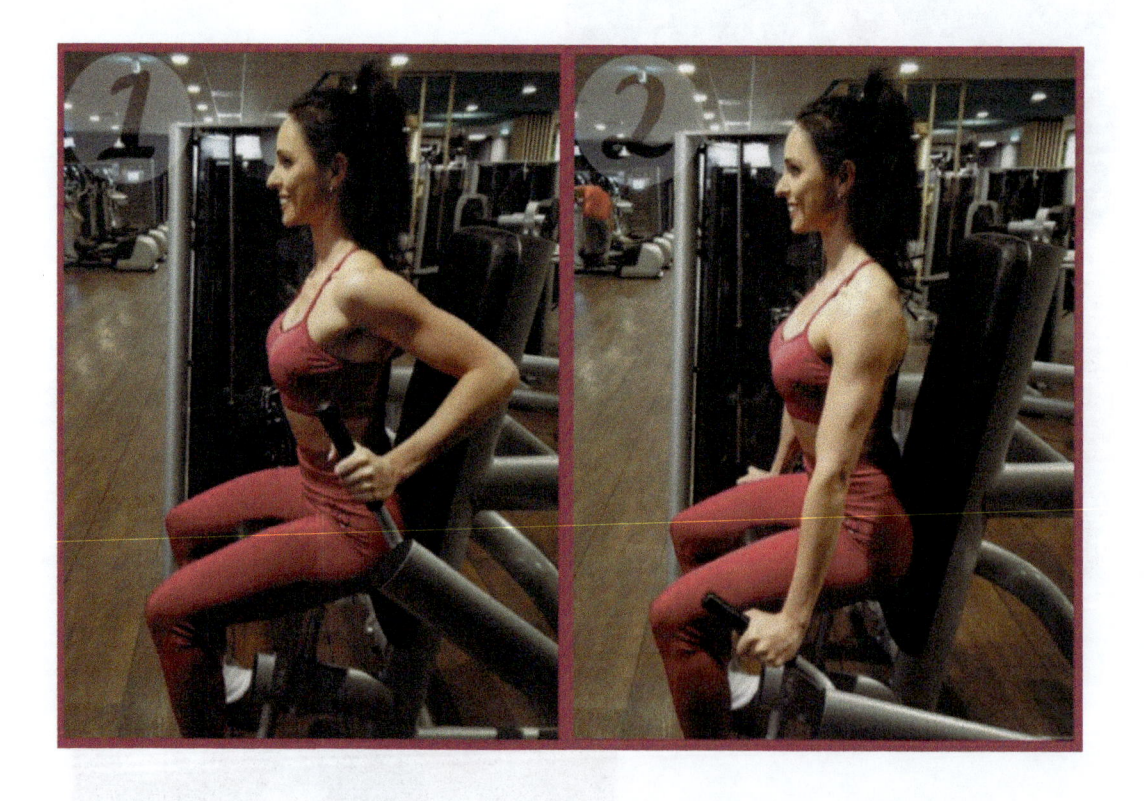

Über Kopf Extension

(Tricep Extension)

Wähle ein leichtes Gewicht und halte es mit beiden Armen gebeugt hinter Deinem Kopf. Strecke die Hantel über Deinen Kopf, während Deine Arme neben den Ohren fixiert bleiben.

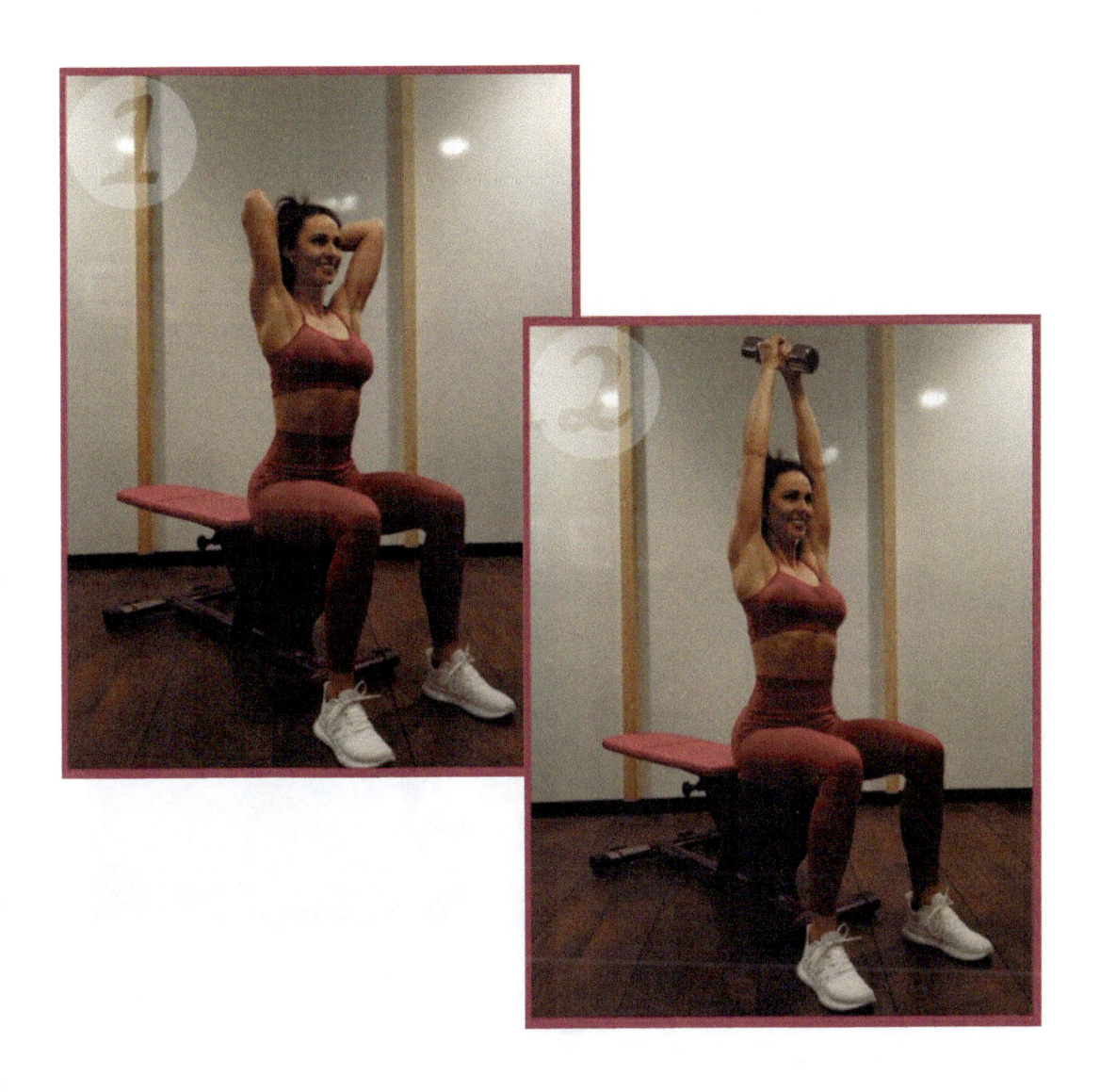

Trizeps am Kabelzug

(Tricep Pushdown)

Wähle einen komfortablen Griff. Stelle Dich nah genug an den Seilzug heran und drücke das Gewicht mit den Armen eng am Körper nach unten Richtung der Füße.

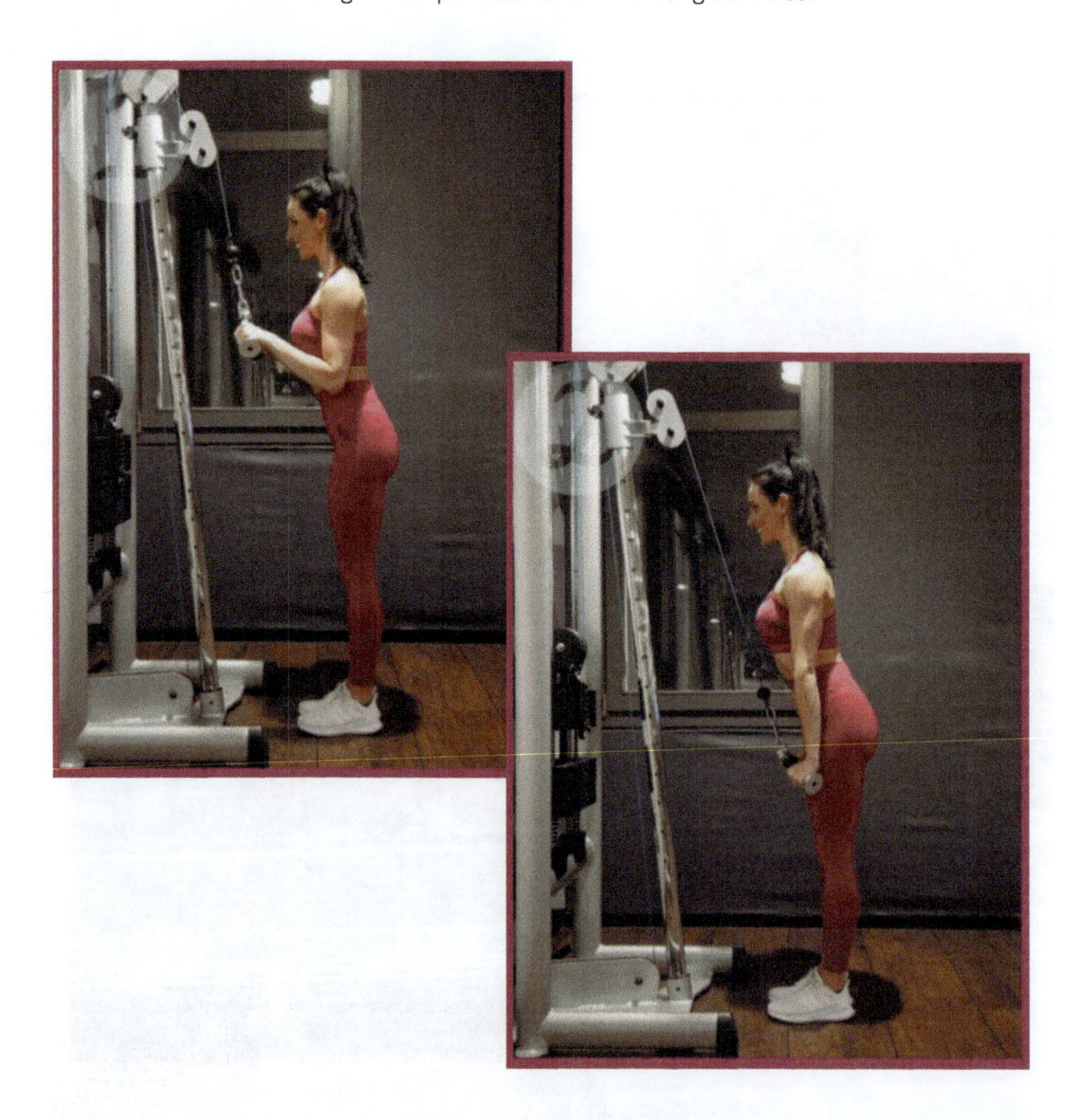

Trizepsstrecken

(Cable Kickback)

Wähle den Kabelzug auf Höhe der Körpermitte und halte den Griff gestreckt mit angewinkeltem Arm neben Deinem Körper. Du streckst den Arm unter Last hier ganz nach hinten durch.

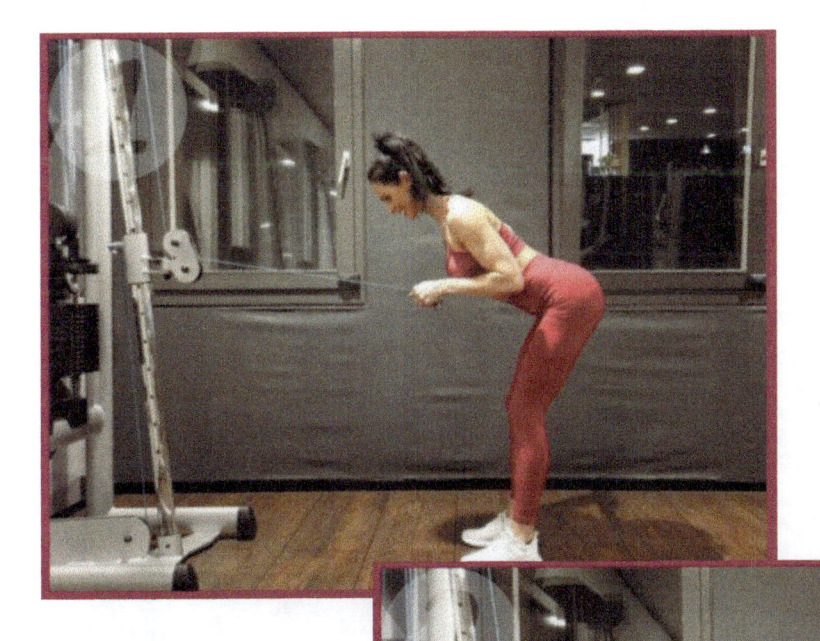

Enges Trizepsdrücken

(Close Grip Bench Press)

Wähle den engsten Griff an der Brustpresse. Halte die Arme eng am Körper und drücke das Gewicht aus der Startposition nach vorne.

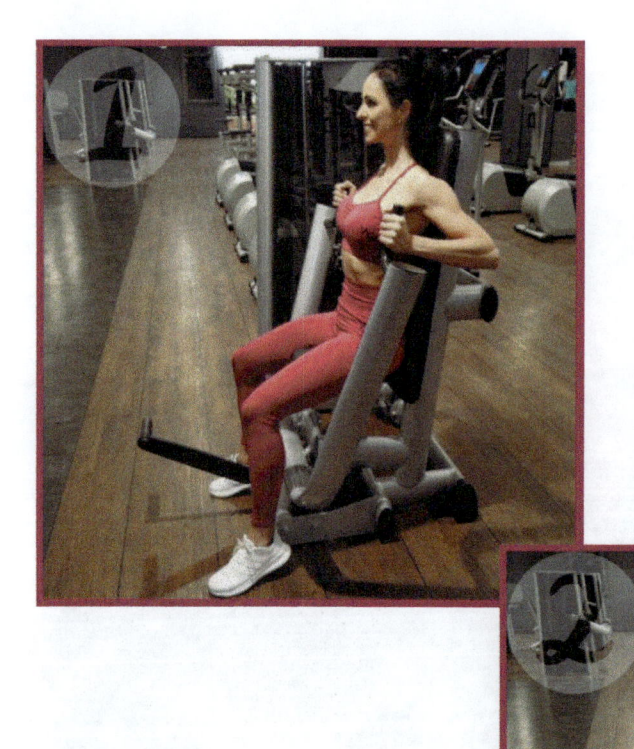

Einseitig über Kopf

(Javelin Press)

Du stehst schulterbreit. In einer Hand das Gewicht neben Deinem Kopf, der andere Arm stabilisiert Dich durch Abspreizen in Deinem Stand. Drücke nun die Hantel eng am Kopf vorbei darüber.

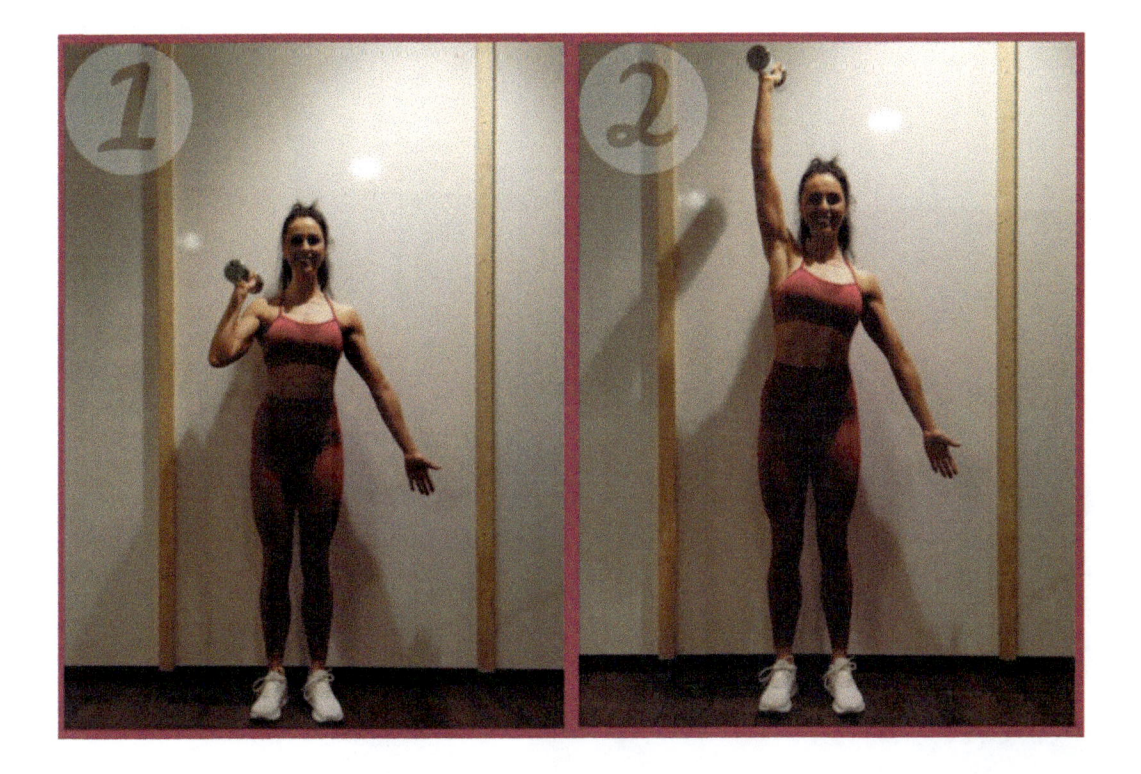

Extension am Kabelzug

(Cable Extension)

Wähle den Kabelzug von ganz unten und halte den Griff gebeugt hinter Deinem Kopf. Strecke den Seilzug nun über Deinen Kopf, während Dein Arm neben dem Ohr fixiert bleibt.

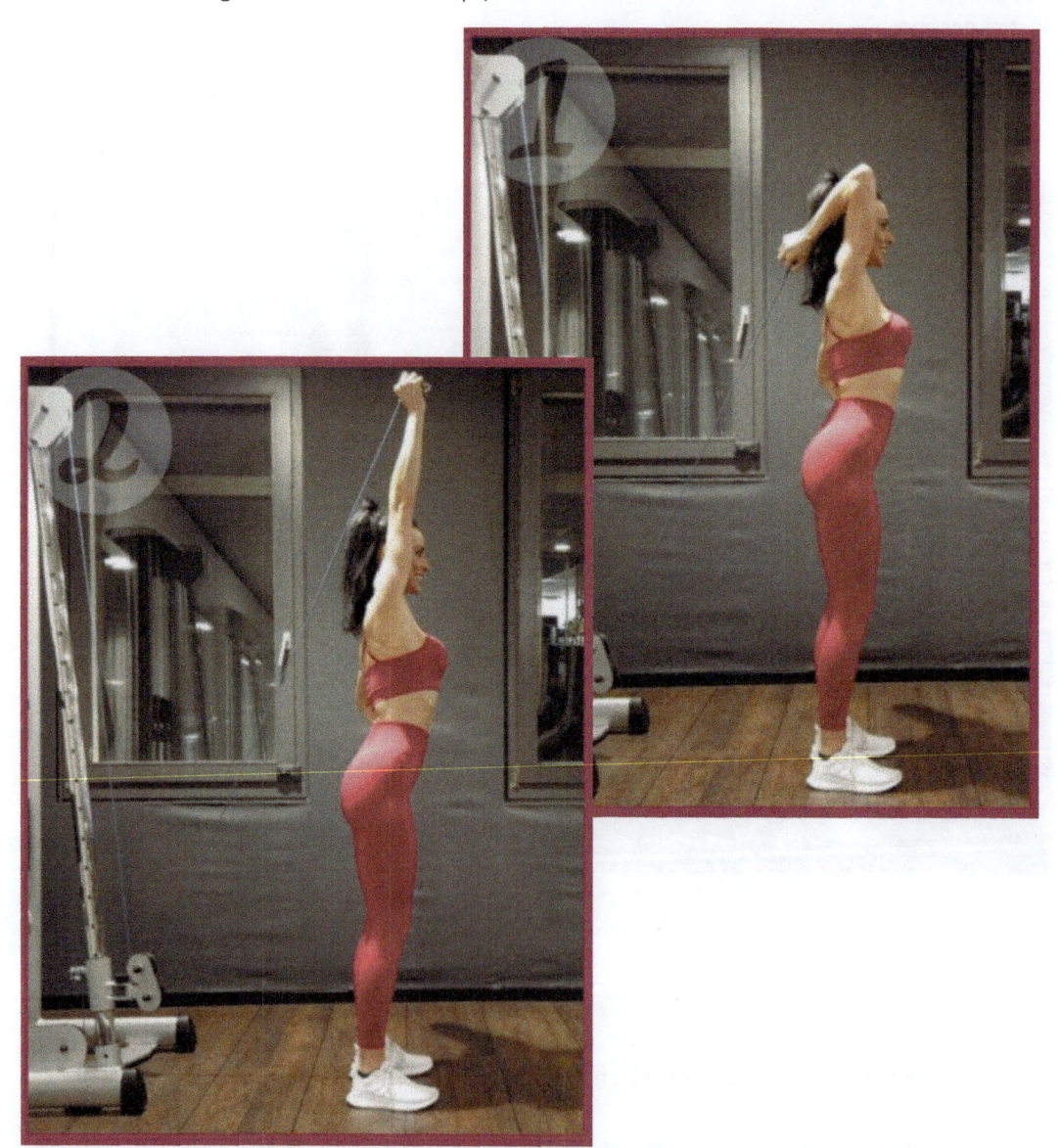

Scheibendrücken

(Plate Press)

Du liegst rücklings auf einer Bank. Eine leichte Gewichtscheibe hältst Du vor Deiner Brust mit den Armen eng am Körper. Nun drückst Du die Scheibe nach oben aus.

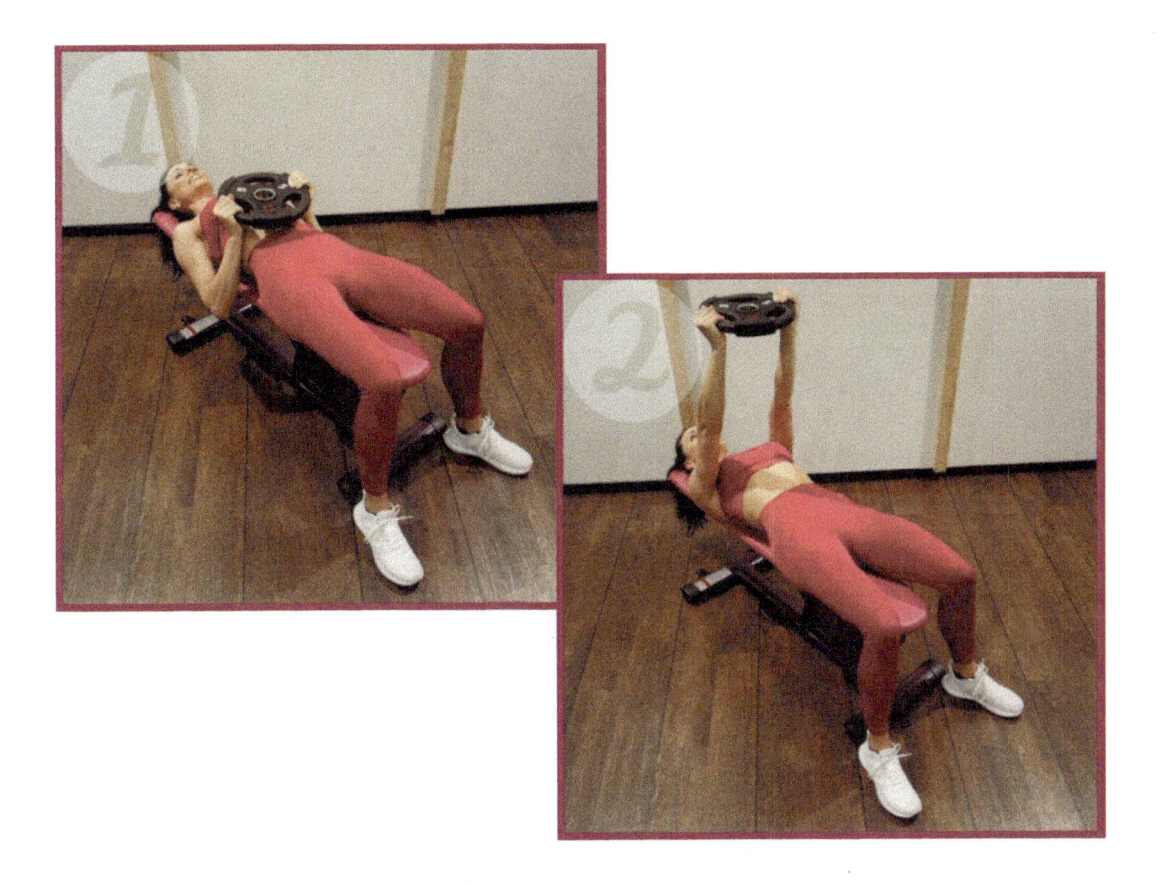

Alle Übungen ausprobiert? Glückwunsch! Da hat jemand ein echtes Herz und einen starken Willen!

Motivation

Dein Workout – Plan richtet sich danach, was Dir Spaß bereitet und Dir Erfolge bringt. Jeder Körper ist individuell und funktioniert anders. Es kann sehr intuitiv sein. Daher leite ich Dich in diesem Guide an, Dich selbst damit zu beschäftigen. So hast Du langfristigen und echten Erfolg. Dabei ist es wichtig zu verstehen, dass Dein Körper Zeit benötigt: Kontinuität schlägt Perfektion! Lasse kein Workout ausfallen, sondern verschiebe es: Aufgeschoben ist nicht aufgehoben! Was mit Deinem Körper alles passieren kann, mag ich Dir anhand zweier Motivationsvergleiche anschaulich machen:

Wettkampf 2017 → Wettkampf 2018

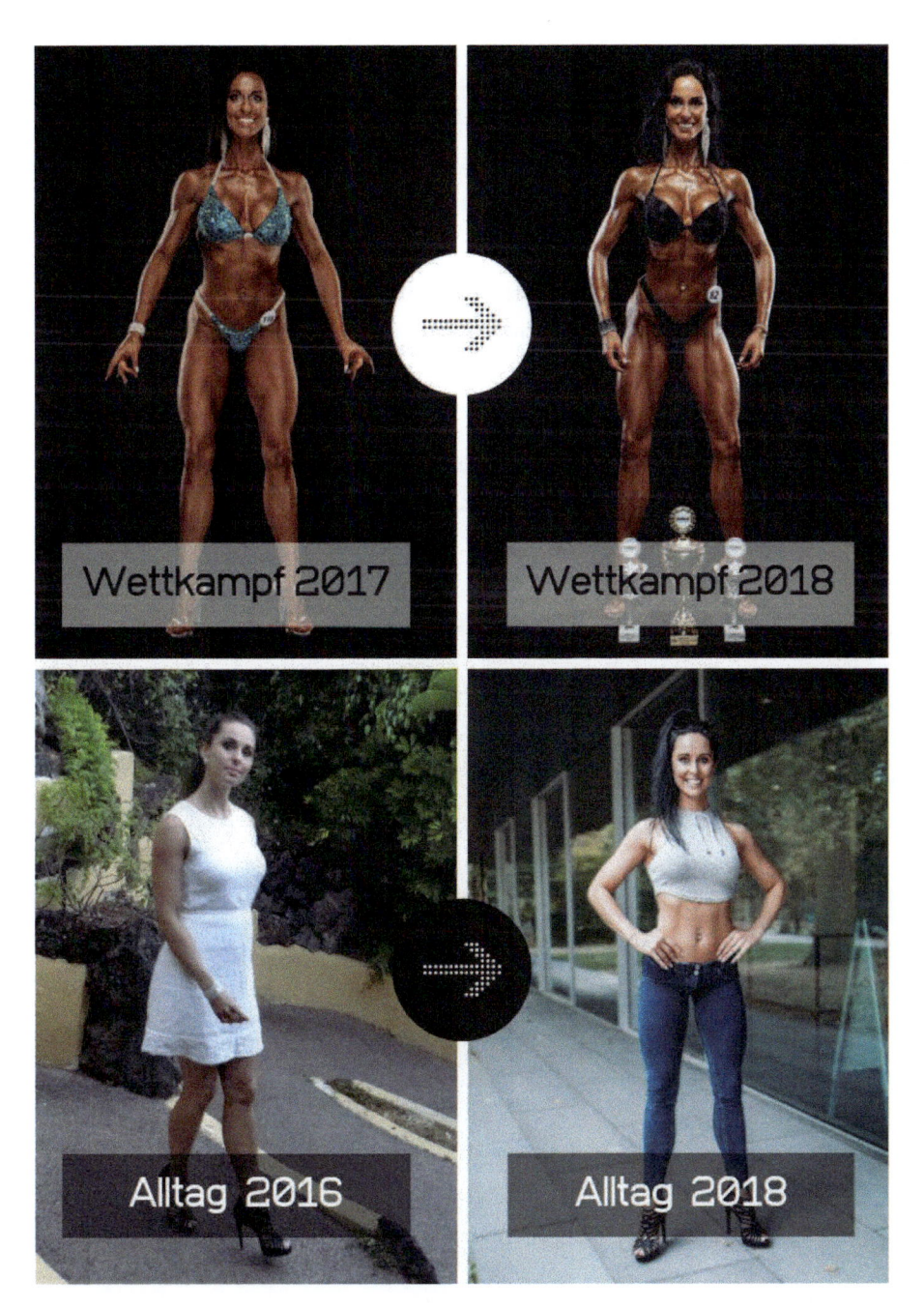

Alltag 2016 → Alltag 2018

Bleib also dran – es lohnt sich!

Post Workout – Protein

Ein gelungener Abschluss endet am liebsten mit etwas Süßem: Wie wäre es mit süßem Protein? Nach einem Workout ist es sinnvoll Protein zu sich zu führen, davon hast Du sicher schon gehört. Vier einfache Rezepte für die figurbewusste Frau präsentiere ich Dir: versprochen schnell und lecker!

TIPP: Nimm im Alltag statt Süßigkeiten eine Portion Protein zu Dir. Protein versorgt Deine Figur und hält Dich am längsten von allen Makronährstoffen satt!

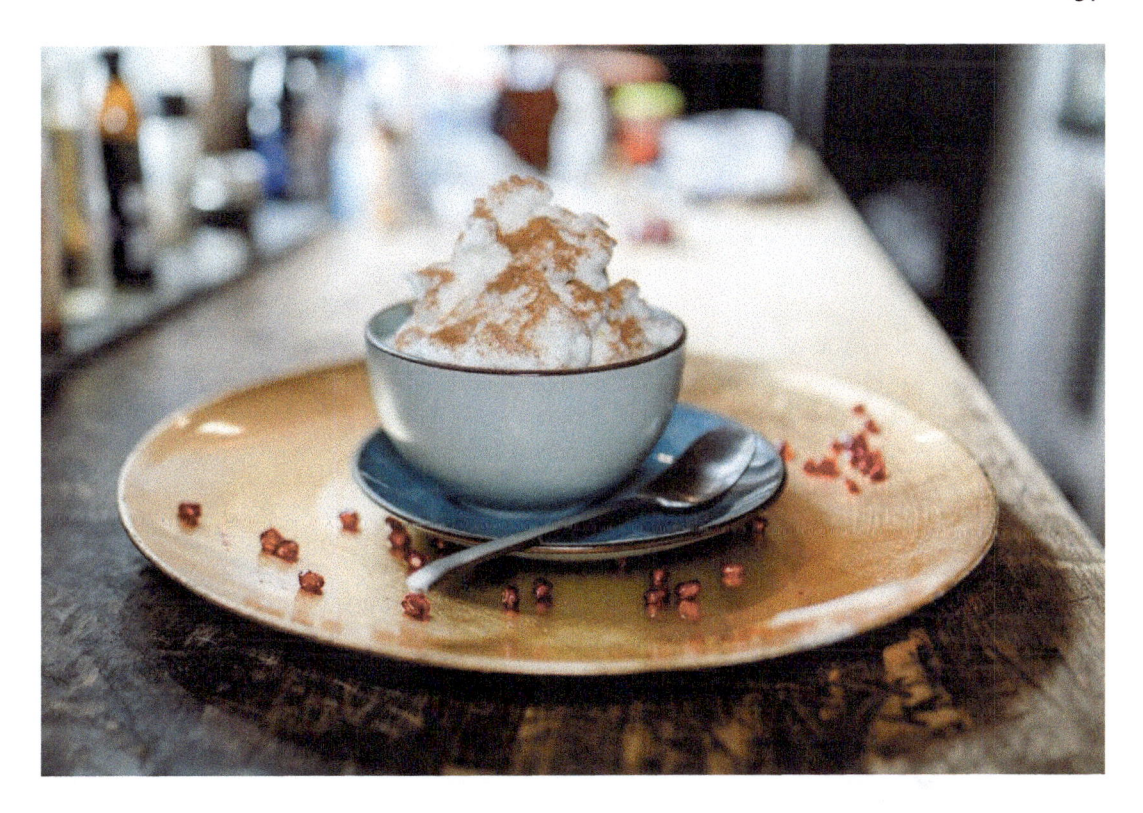

Für alle leichten Genießer: **Eiweiß Fluff**

Zutaten:

- 5 Eiklar
- Zimt
- etwas Flüssigsüßstoff (alternativ Vanille Flavour Drops)
- 1 Prise Salz

Zubereitung:

Trenne die Eier und schlage das Eiklar steif. Mit den restlichen Zutaten schmeckst Du ihn nun individuelle ab. TIPP: Mit Kakao wird der Geschmack sehr schokoladig!

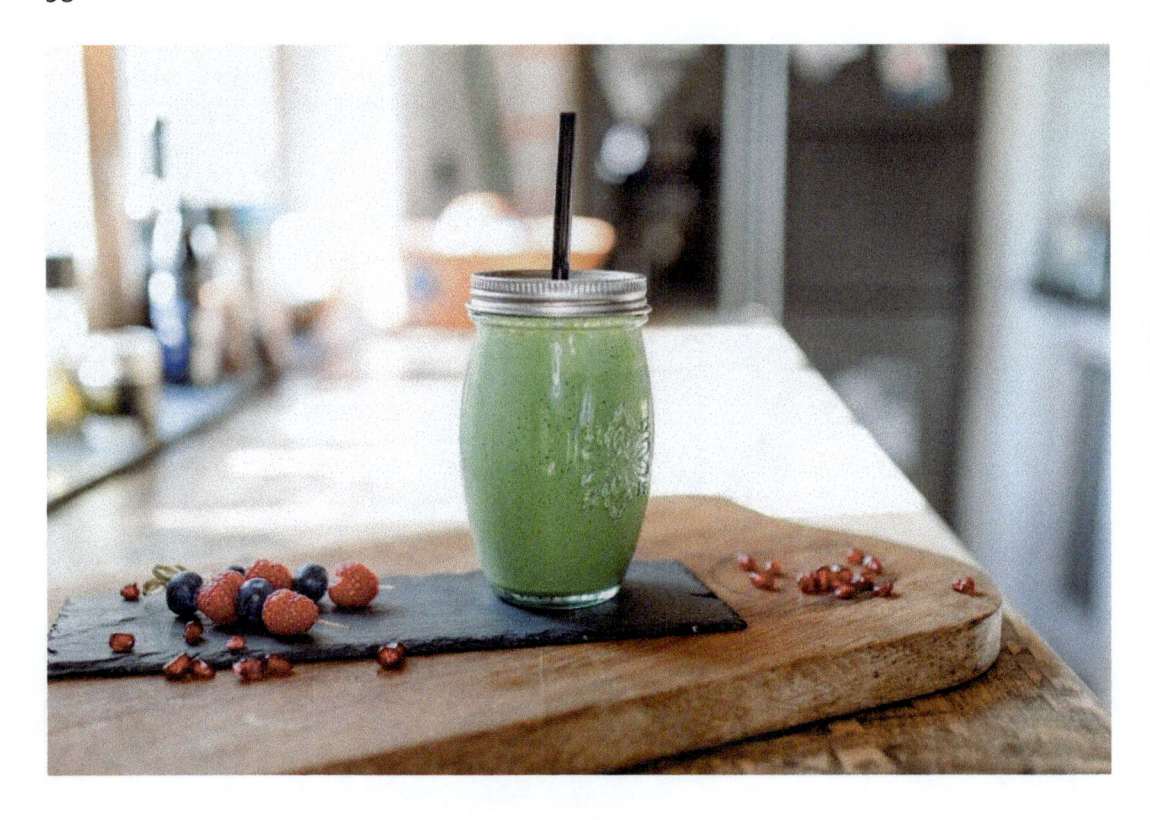

Für alle Healthy Fanatics: **Fresh Smoothie**

Zutaten:

- 30g Deines Lieblings – Proteins (alternativ 250g Magerquark)
- 30g Mandeln, Paranüsse oder Cashews
- 100g frischer Spinat
- 1 Orange
- 1 Limette
- 100g Beeren nach Wahl
- Wasser

Zubereitung:

Frischer Saft, Greens, Antioxidantien, Energie und Figurprotein! Wirf alles in einen guten Mixer und genieße es frisch.

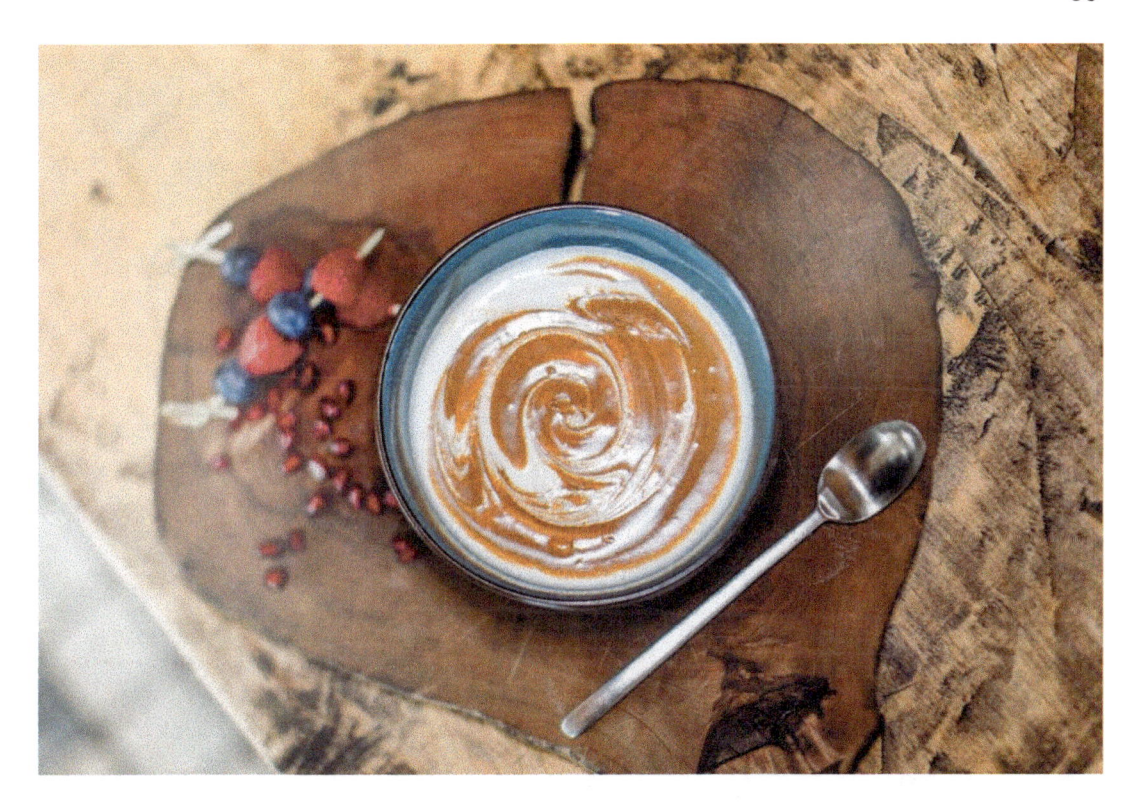

Für alle Peanut Butter Freaks: **Peanut Butter Quark**

Zutaten:

- 250g Magerquark
- Deine Lieblings – Peanut Butter
- etwas Flüssigsüßstoff (alternativ Vanille Flavour Drops)
- Wasser

Zubereitung:

Vermische den Quark mit dem Schneebesen mit der Süße und Wasser zu einer joghurtcremigen Konsistenz. Erwärme 2-3 EL Peanut Butter in der Mikrowelle, bis sie flüssig ist. Rühre sie nun in den Quark ein.

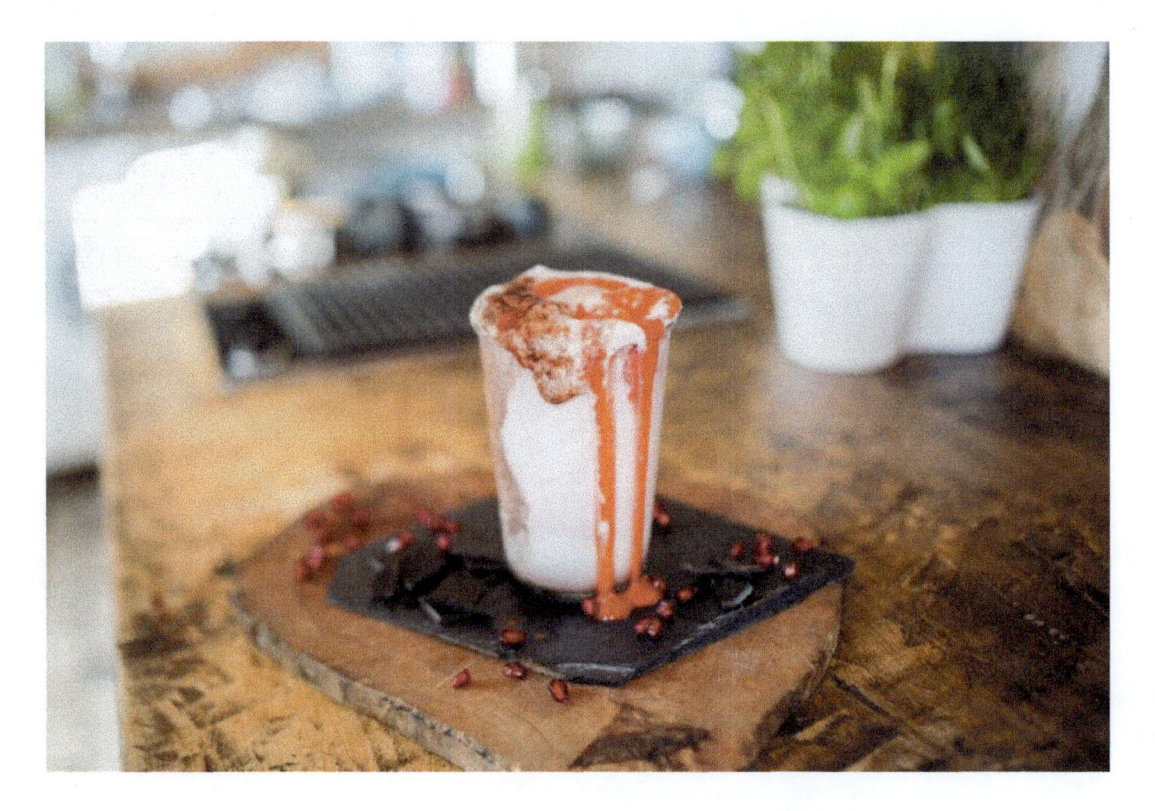

Für alle kalorienbewussten Yogurette Liebhaber: **Berry - Milkshake**

Zutaten:

- 250g fettarmen Joghurt (auch 0,1%)
- 50g Himbeeren
- 50g Erdbeeren
- 1 Pack. Vanillinzucker
- 100ml Milch
- 1 TL Kakopulver

Zubereitung:

Vermixe alle Zutaten bis auf das Kakaopulver. Am besten sind Joghurt und Milch frisch aus dem Kühlschrank. Das Kakaopulver wird Dein Topping auf der schaumigen Krone Deines Milchshakes.

Du willst mehr über Susi erfahren?

Biografie:

- Master Personal Trainerin (DFLV)
- Ernährungsberaterin (KV)
- Figurspezialistin
- Hormonexpertin
- Dozentin (NBFA)
- Online Coach
- Profi Athletin (PNBA)
- Deutsche Meisterin Bikiniklasse 2017/18/19 (GNBF e.V. & W.F.F.)
- Vizeweltmeisterin des Profiverbandes 2019 (PNBA)

Susi online

www.mit-susi-ans-ziel.de

Dort findest Du Susis Personal Trainer – Präsenz vor Ort oder ihr deutschlandweites 1:1 Online Coaching „Frauen & Figur" und viele weitere Angebote für Dich und Dein Wohlbefinden: Nicht umsonst heißt es: **Mit Susi ans Ziel!**

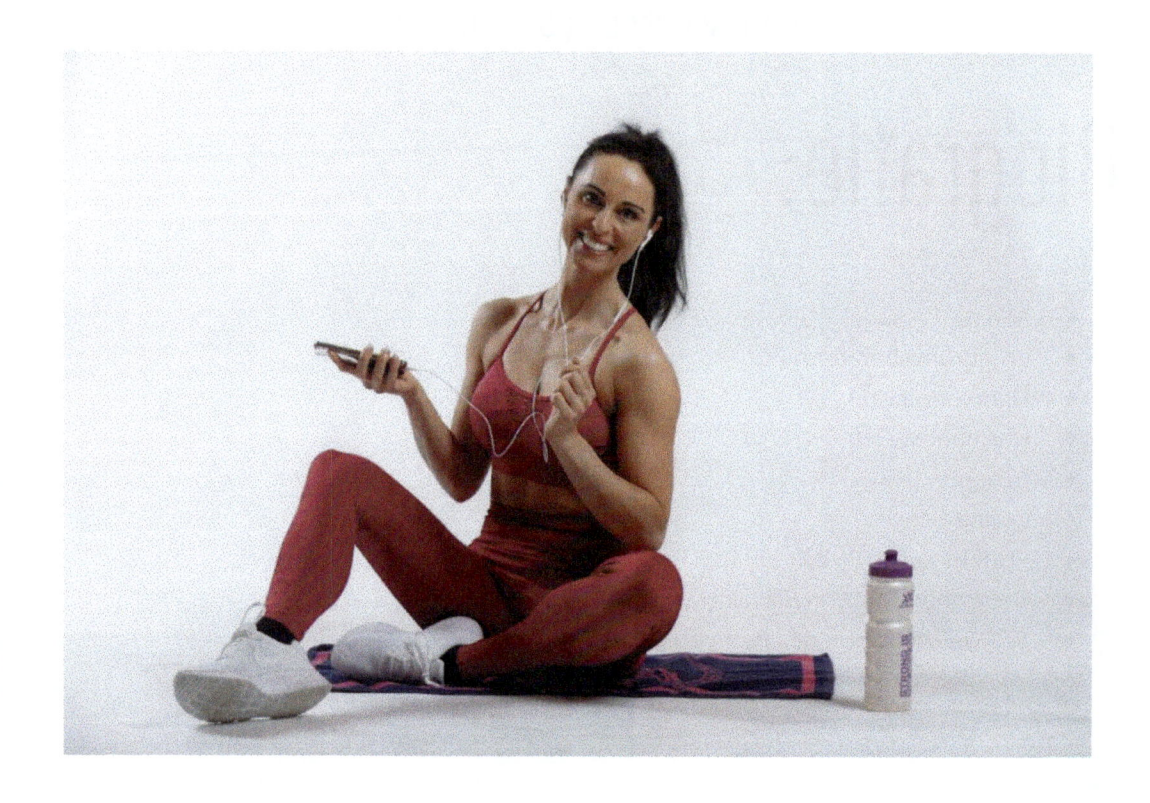

Social Media #mitsusiansziel

Du findest Susi auf zahlreichen Kanälen wie Instagram, Facebook, Pinterest u.a.

Gib einfach „**Mit Susi ans Ziel**" in Deine Suchleiste ein und folge ihr ab jetzt mit nur einem Klick! #supportistkeinmord